色っぽ可愛いBODYをつくる
ねこYOGAのススメ ♥

中野 憲太

First of all cat yoga

はじめに

猫のように生きたらどうなるだろう
バランスのなかで生きてみよう
つま先で歩いてみよう

毛づくろいをする　キレイ好き
孤独でありながら　家族思い
つかれ離れずの社交家さん
気分転換の天才で気まぐれで
好奇心旺盛で何でも興味を持たずにいられない
無心でつき合い　縄張りを保ち
平和に過ごすため　知能を高める
無駄なエネルギーを使わず　反復練習はお手のもの
ストレスはふわりと乗り切る
ほんの少しの変化も見逃さず　いつも静かに暮らしている
誰にも左右されず　常に自由主義
気楽でのびのび　予知能力もある
しなやかさと瞬発力で　そっと優雅に忍び寄る
大きな瞳とアイラインの美しさ

猫のように生きたらどうなるだろう
バランスのなかで生きてみよう
つま先で歩いてみよう

contents

NO.1　優雅な身のこなし　*Let's try!*

- 8 　美しい姿勢　　　　　　　　　キレイになるねこYOGAの基本｜BOW SPRING
- 12 　凛とした立ち姿　　　　　　　正しい姿勢へと導くリセットポーズ｜EARTH
- 16 　しなやかに歩く　　　　　　　足指を使った歩き方のレッスン｜CAT WALK
- 20 　健康美人になる座り方　　　　美しい所作を生むトレーニング｜KNEELING

NO.2　しなやかなココロ　*Let's try!*

- 26 　生命力がアップする呼吸　　　ねこYOGAの瞑想ポーズ｜GLOBE HAND
- 30 　LOVE&PEACEな精神　　　　　タフでしなやかな精神力が身につく｜V VECTOR
- 34 　キラキラ輝くハート　　　　　ハートを輝かせる猫のポーズ｜CROUCHING CAT 1

NO.3　美しいボディライン　*Let's try!*

- 40 　メリハリのある太もも　　　　太ももに効く「クラウチングキャット」の応用編｜CROUCHING CAT 2
- 44 　カーヴィーな身体　　　　　　ひねる動きが曲線美を生む｜TWIST
- 48 　キュッと上がったおしり　　　なまったヒップを叩き起こす｜CAT JUMP
- 52 　引き締まった二の腕　　　　　二の腕を細くする女豹のムーブ｜PANTHER WALK
- 56 　年齢不詳な美背中　　　　　　おやすみ前の"美"習慣｜ROSE HAND
- 60 　滑らかにくびれたウエスト　　ラクにウエストが引き締まる｜TUMMY TIME

セクシーな恋愛　　*Let's try!*

66	目力アップ！	リフレッシュして瞳が輝く｜GENIE
70	色っぽい首すじ	固まった首を解きほぐす｜CRESCENT MOON
74	恋の勝負のとき	恋愛の「勘」が良くなる｜SKY
78	質で勝負するファッション	身体の質を高めるトレーニング｜OPEN LEG
82	駆け引き上手	ナチュラル小悪魔になる｜MARILYN MONROE

 バネのあるライフスタイル　　*Let's try!*

88	大人のオンナの話し方	表現力の高い身体を作る｜CAT BURGLAR
92	感情をコントロールする	身体のアラート機能を高める｜TWIST CAT
96	質の高い睡眠	寝つきがよくなるプチ瞑想術｜SPONGE
100	身体にいい食べ物	注目のアップルサイダービネガー
104	ダイエット	ねこYOGAダイエット｜HICCUP
108	リラックス＆リフレッシュ	足裏をもみもみしてリラックス｜TACO 足の甲をストレッチ｜RAINBOW
112	オンとオフを分けない	「陰と陽」を調和させる｜SUPINE TWIST
116	遊び心を忘れない	サバイバル能力を高める不規則なステップ｜ZIGZAG

122	ねこYOGAシークエンス
124	ねこYOGA AtoZ
125	おわりに

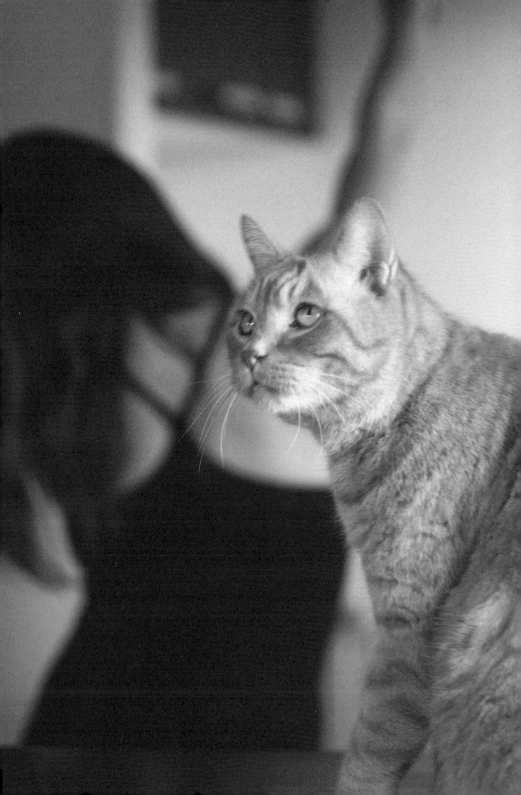

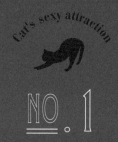

ELEGANT MOTION

優雅な身のこなし

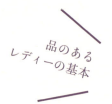

POSE

美しい姿勢

美しい姿勢は品のよさを感じさせます。
逆に、どんなに美人でも姿勢が悪いと台無し。
だらしない人という印象を与えます。
姿勢は、大切にされる女性の必須条件。
いい姿勢をキープすることから始めましょう。

もって生まれた美しさが輝く"しなる弓形"とは

　猫は、獲物を見つけると驚くほどの瞬発力を発揮します。モフモフしていて愛くるしい印象の猫ですが、実はムチのようにしなる背骨と柔軟な骨格、強靭な筋肉の持ち主。それが、美しい身体のラインとしなやかな身のこなしを生み出しています。このような、猫のしなやかな動きと身体つきは本来狩りをする動物として備わった力で、野生本来の姿といえるでしょう。

　ねこYOGAでは、"美しさ"はその動物本来の動きができる姿形にこそ宿ると考えられています。動物として「調和が取れた状態」のとき、美しさが生まれるのです。ときどきエサをもらいすぎてしまった猫が、猫らしからぬどんくさい動きをしているときがありますが、それはまさに野生を失ってしまった状態。ポッチャリ猫も可愛らしいですが、ちょっと色気が足りません。人間も同様です。余計なものをそぎ落とした、ヒト本来の動きが伸びやかにできる姿形にこそ、美しさと色気が漂います。

　それでは、ヒト本来の姿勢とは、どのようなものでしょうか？　それは、首から腰

にかけて、背骨が自然なＳ字を描いている状態です。人間も太古の昔は、猫と同じように四つんばいで狩りをしていました。進化とともに人間は二足歩行になり、その過程でおしりが進化し、背骨のカーブ、特に腰のカーブが強化されました。それによって長時間狩りができるようになったのです。狩りをする動物として進化してきたＳ字の背骨を意識することで、ヒトが本来もつ俊敏な動きと強さを発揮することができます。ねこYOGAでは、このＳ字を描く背骨を意識した「しなる弓形」が全ての動きのベースになっています。

　現代人は、デスクワークや立ち仕事で長時間同じ姿勢をとり続けることが多いもの。そうすると、Ｓ字カーブが崩れて腰痛や肩こりなど不調の原因になります。「しなる弓形」でヒト本来の骨格へと整え、身体をリセットしてあげましょう。

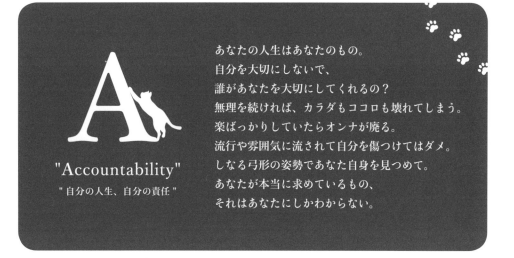

ワンランク上のオンナになる
猫さまの教え AtoZ

"Accountability"
" 自分の人生、自分の責任 "

あなたの人生はあなたのもの。
自分を大切にしないで、
誰があなたを大切にしてくれるの？
無理を続ければ、カラダもココロも壊れてしまう。
楽ばっかりしていたらオンナが廃る。
流行や雰囲気に流されて自分を傷つけてはダメ。
しなる弓形の姿勢であなた自身を見つめて。
あなたが本当に求めているもの、
それはあなたにしかわからない。

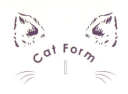

Let's try!

キレイになる ねこYOGA の基本

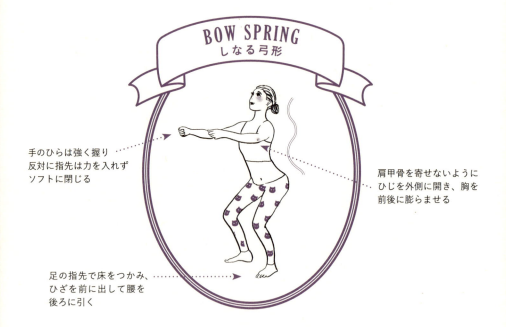

BOW SPRING
しなる弓形

手のひらは強く握り反対に指先は力を入れずソフトに閉じる

肩甲骨を寄せないようにひじを外側に開き、胸を前後に膨らませる

足の指先で床をつかみ、ひざを前に出して腰を後ろに引く

色っぽ美人への道は「背骨の調整」からスタート

　肩こり、腰痛、生理痛、便秘、冷え、倦怠感…。女性を悩ませる身体の不調は、身体のクッションの役割を担う背骨のゆるやかなS字カーブが歪んでしまうことで起きることが多いもの。アメリカで生まれた新しいヨガ"シュリダイヴァ・ヨガ"をベースにしたねこYOGAは、そこに目をつけました。ねこYOGAの全てのポーズには、背中のS字カーブを取り戻す「しなる弓形」が含まれています。本書では、女性らしい心と身体を作り出すメソッドをたくさん紹介していきますが、まずはもっとも重要な「しなる弓形」をしっかりとマスターしましょう。

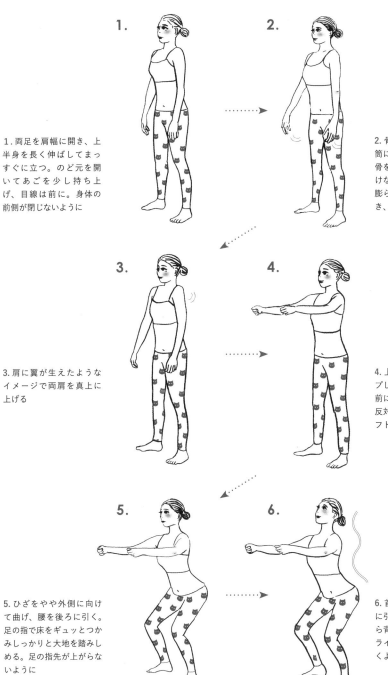

1. 両足を肩幅に開き、上半身を長く伸ばしてまっすぐに立つ。のど元を開いてあごを少し持ち上げ、目線は前に。身体の前側が閉じないように

2. 骨盤から頭頂部までを筒にするイメージで、肩甲骨を寄せないように気をつけながら肋骨を前後左右に膨らませる。ひじを少し開き、腕を軽く前に出す

3. 肩に翼が生えたようなイメージで両肩を真上に上げる

4. 上げた肩の位置をキープしたまま両腕をまっすぐ前に。手のひらは強く握り、反対に指先は力を入れずソフトに閉じる

5. ひざをやや外側に向けて曲げ、腰を後ろに引く。足の指で床をギュッとつかみしっかりと大地を踏みしめる。足の指先が上がらないように

6. 首を長くして頭を後ろに引き、のどを開く。首から背中、背中からおしりのラインが美しいカーブを描くように意識する

STANDING

凛とした立ち姿

立つことはあらゆる動作の起点。
動きのスタート地点です。
美しく、スピーディーに！
アクティブに動く現代の女性にとって、
最も大切なポーズと言えるでしょう。

Health、Happiness、Harmony を生む立ち方

背骨が自然なS字を描く「しなる弓形」が、ヒトにとって最も自然で美しく見える姿勢です。立つときは、その姿勢のまま腕を身体の前側に自然と下ろし、ひざをロックせずに軽く緩め、まっすぐ大地を踏みしめましょう。ただ、正しい姿勢を常にキープすることは意外に難しいもの。なぜならば、誰しも動きのクセを持っているからです。動きのクセは身体の歪みを増長しますが、無意識のうちにやってしまうもの。完全に直すことは不可能に近いです。

　そこで大切なのは、"気づき"と"意識"です。正しく立っているかどうか、ときどきチェックしてみましょう。左右どちらかの足や腰に体重がかかっていないか、猫背にならずに、背骨が自然なS字を描いているか、自分自身をスキャニングしてみるのです。そこで得た"気づき"が自分のクセです。それが分かったらしめたもの。思い出したときにクセが出ていないかどうか"意識"して立

つようにしましょう。

　最初のうちは気づいたり、意識し続けたりすることが難しく感じる人もいるでしょう。そんな人は、手に意識を向けてください。手のひらに力を入れて閉じながら、指先は柔らかく保ちます。このように真逆のことを同時に行うことで身体の末端からバランスが整います。

　ねこYOGAでは、この世のすべてのものに意識の波動、脈動があると考えます。だらりと立っていると不健康になりますし、意識して美しく立っていれば健康になります。根本的な動きだからこそ、影響は絶大です。また、正しい立ち方はポジティブな波動を生みます。その波動は外側だけでなく内側にも影響し、あなたの心に3つのH、「Health 健康」「Happiness 幸せ」「Harmony 調和」をもたらします。その効果を、ぜひ体感してみてください。

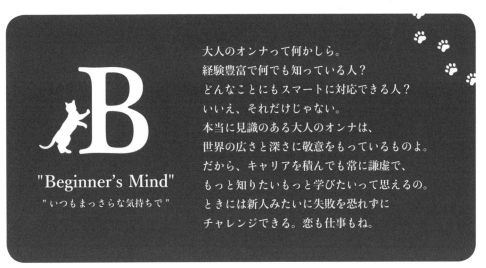

ワンランク上のオンナになる
猫さまの教え A to Z

"Beginner's Mind"
"いつもまっさらな気持ちで"

大人のオンナって何かしら。
経験豊富で何でも知っている人？
どんなことにもスマートに対応できる人？
いいえ、それだけじゃない。
本当に見識のある大人のオンナは、
世界の広さと深さに敬意をもっているものよ。
だから、キャリアを積んでも常に謙虚で、
もっと知りたいもっと学びたいって思えるの。
ときには新人みたいに失敗を恐れずに
チャレンジできる。恋も仕事もね。

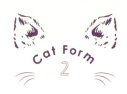

Cat Form 2

Let's try!

正しい姿勢へと導くリセットポーズ

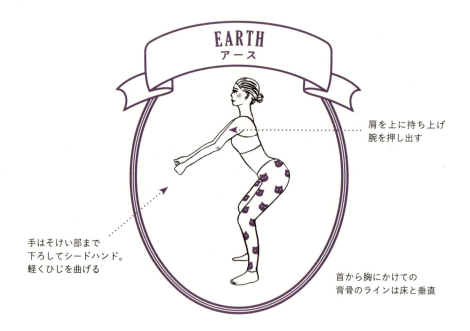

EARTH
アース

肩を上に持ち上げ
腕を押し出す

手はそけい部まで
下ろしてシードハンド。
軽くひじを曲げる

首から胸にかけての
背骨のラインは床と垂直

顔が変わる！ 正しい立ち方の効果は絶大

　好きな女優やモデルの姿をイメージしてみてください。きっと、姿勢が悪い人も不自然なほどに直立不動な人もいないはず。彼女たちは、ヒト本来の骨格に沿った姿勢が自分を美しく見せることを知っているのです。しなる弓形姿勢を続けていると、歪みがちな背骨が正しいＳ字を描くようになり、普段の姿勢が変わります。同時に、表情が若々しくなり、肌の艶もアップ！　また、呼吸が深くなるので思考や感情も前向きになります。「アース」は正しい姿勢への気づきを与えてくれるポーズ。いつでも実践しましょう。

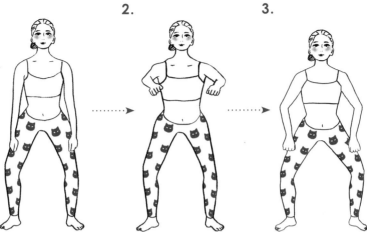

1. 2. 3.

1. 足を肩幅に開いて立ち、つま先を少し外側に向け床をつかむ。ひざをやや外側に向かって開き腰を引く。手はシードハンドにして、腕は自然と下に下ろす

2. 腕を前に出しながら、上体が筒状になるように全方向に広げる。このときに肩甲骨を寄せないように、ひじは軽く外側に開く

3. 腕を骨盤あたりまで下げながら、上体を膨らませて胸を持ち上げ、頭を上に腰をさらに引く。目線はまっすぐ前を見て、のど元を開き後頭部を後ろへ

ねこYOGAの特別な手のカタチ
SEED HAND

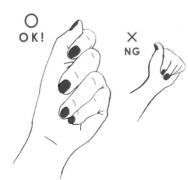

○ OK!　× NG

立つときは指先を意識しましょう。特に「アース」は、ねこYOGA特有の手の形「シードハンド」とワンセット。親指の付け根と小指の付け根を近づけながら、指先には力を入れないように軽く握ると、二の腕が引き締まり、足の指で床をつかむと足の付け根が引き締まります。これにより、身体全体でバランスを保ち、安定して立つことができるようになります。心のバランスも整います。

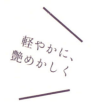

WALKING

しなやかに歩く

ドタドタと大きな音を立てて歩いていませんか？
ガサツな動作は美の天敵。
一瞬でオンナらしさが半減してしまいます。
歩くときは猫のようにひっそりと俊敏に。
それだけで、グンと色っぽくなります。

猫のようにしなやかに歩く「キャットウォーク」

　私たちは子どもの頃、行進の練習などで「胸を張って堂々と大きく手を振って歩きましょう」と習ってきました。大股で威勢よく元気に歩くのが、正しい歩き方と認識している人も多いかもしれません。でも、この歩き方はちょっと子どもっぽすぎて色気がなく、大人の女性には相応しくありません。勢いに任せた元気いっぱいのキャラクターが通用するのは20代前半まで。大人の女性は、成熟した内面に相応しい柔らかさや落ち着きが大切です。頭の位置を一定にしてしなやかに歩きましょう。

　しなやかな歩き方を身につけるには、この後に解説する「キャットウォーク」でトレーニングするのが効果的です。ねこYOGAの基本姿勢「しなる弓形」をキープしながら、やたらと音を立てないよう、足の指で繊細に地面をつかむようなイメージで歩きます。腰を後ろに引き、猫のように胴体をスラリと長く保ちましょう。

ELEGANT MOTION　｜　優雅な身のこなし

　キャットウォークで特徴的なのは腕の振りです。腕は常に身体の前で動かし、後ろには振りません。冒頭で触れた威勢のいい歩き方では、肩甲骨を後ろに引き、大きく腕を振ります。しかし、キャットウォークでは肩甲骨を寄せる動作はしません。それは、無駄な動きを省き、スムーズに力を発揮させるためです。

　ボクシングやテニスを思い浮かべてください。多くのスポーツの基本姿勢は、常に手を身体の前に構えて背中を膨らませています。この姿勢は、持っている力をパワフルに発揮させることができる姿勢なのです。ヒトの骨格に合った、自然な姿勢であるとも言えるでしょう。

　余裕がある人は、ひじを少し開き、ひじから肩を上に浮かせて肋骨を持ち上げるように意識してみましょう。バストアップ、デコルテラインのアップの効果があるとともに、お腹を伸ばすことでウエストシェイプも期待できます。

\ ワンランク上のオンナになる /
猫さまの教え AtoZ

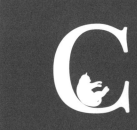

"Compassion"
"誰にでも思いやりを"

いい歳して自分のことで
頭がいっぱいなんてイタいじゃない？
大人のオンナには客観性が必要。
相手のために何ができるか、全体のために
どうしたらいいか、一歩引いて考えて、
思いやりを持って接しないと上手くいかないわ。
誰だって完璧になんかなれないし、
「持ちつ持たれつ」なんだから。
カラダも一緒で全部が繋がっているの。
その繋がりを意識すれば、美しく健康になれるわ。

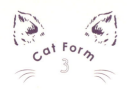

足指を使った歩き方のレッスン

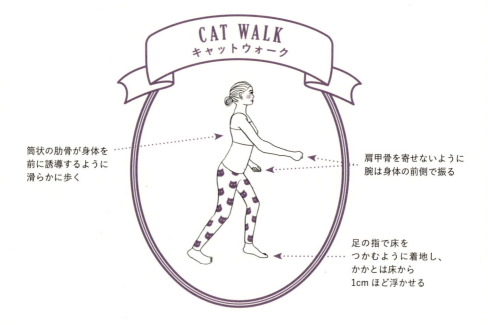

腕の振りと足指の使い方がポイント

　歩くときにかかとから着地するとドタドタと大きな音がして女性らしくありません。大人の女性はヒールを履いていないときも、足の指を上手に使ってあまり音を立てないように歩きましょう。このときの足指の使い方は「キャットウォーク」でトレーニングできます。ポイントは身体の前側だけで動かす腕の振りと足の指で床をつかむように歩くこと。地面を這うような動きで、能楽などで見かける「すり足」のようなイメージというと理解しやすいかもしれません。足の裏は猫の肉球のようなもの。柔軟に使って動きをしなやかにしましょう。

1.　　　　　　2.　　　　　　3.

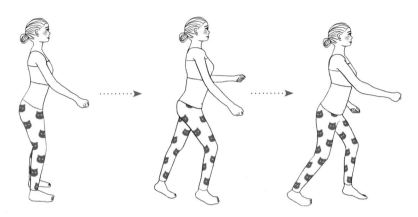

1.足を肩幅に開き、身体を「しなる弓形」にして立つ。両腕は軽く前に出す

2.筒状の肋骨が身体を前に誘導するようなイメージで、右足と左手を前に。右足の指先で床をつかむようにして指先から着地する。このとき右手は少し引くが身体の前側に置き、肩甲骨を寄せないように注意

3.続いて左足と右手を前に。腰は引いて反らせ、肋骨よりも常に後ろにキープする。かかとはできるだけ常に浮かせて、体重は指先に。頭を上に持ち上げて、視線はまっすぐ水平線を見つめる

CLOSE UP

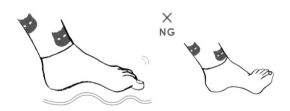

×NG

「キャットウォーク」では足裏を巧みに使いましょう。足の指を丸めてつま先をドーム形にし、足指の付け根にくぼみを作ります。同時に土踏まずにもくぼみを作ります。指先と指の付け根で床を強く押し、ここを浮かせないように、かかとを後ろに引きながら馬が足で土を後ろに蹴るイメージで歩きましょう。おしりの力を利用して歩くことができるので、しなやかに動けるとともにヒップアップにつながります。

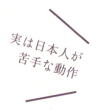

SITTING

健康美人になる座り方

仕事のとき、勉強するとき、食事のとき etc.
一日の大半を座って過ごす人も多いはず。
だからこそ、悪い姿勢は健康まで損ない、
おブス街道まっしぐらです。
しなる弓形を意識しましょう。

日本古来の「正座」で背骨と骨盤をリセット

　いまや、日本人の国民病とも呼ばれる「腰痛」。その一つの原因が、戦後急速に広まったイス文化だと言われています。実は座っているときの腰への負担は立っているときよりもはるかに大きく、きちんとした姿勢で座らないと背骨の一部に負荷がかかってしまいます。それが炎症を起こすと、腰痛になってしまうのです。しかも、日本人は欧米人に比べて骨盤が後傾しているので、イスに座っているとき骨盤が後ろに傾き、肩が落ちて猫背になりやすい傾向があります。この姿勢が特にNG。デスクワークで長時間イスに座ることが多い人は気をつけてください。

　正しい座り方も「しなる弓形」が大切です。イスの上に骨盤を前傾させて座り、同時に背中を膨らませて背骨を自然なS字にキープします。前のめりになるとS字カーブが崩れるので、頭は上に、後頭部を後ろへ引きましょう。

　正しい座り方を身につけるためには、「正座」を取り入れるのも有効です。

正座は足がしびれてしんどいイメージがありますが、骨盤が自然と前傾しやすいので、日本人にとっては腰に負担をかけにくい姿勢なのです。さらに、正座をすると全身の血の巡りがよくなり、脳や血液に酸素が送られ、集中力が上がります。よく将棋や碁の土壇場の場面で、姿勢を直して正座になることがありますが、これは無意識のうちに身体が正座を求めているからではないでしょうか。血流改善は美容や健康にも効果があります。

さらにワンランク上の優雅さを身につけたいなら、正座をしているときだけではなく、正座するとき・正座から立つときもスマートに行いたいものです。よろめいたりしないよう、次のページの「ニーリング」(ひざ立ちのカタ)で体幹を整えて、美しい所作を身につけましょう。

\ ワンランク上のオンナになる /
猫さまの教え AtoZ

D

"Dynamic balance"

" バランスは動くことによって保たれる "

回っているコマを想像してみて。
回転によって左右の力がちょうど同じに
引き合い、押し合うことで、
あたかも止まっているかのように安定するの。
これがダイナミックバランス。
座るときも同じこと。
決して静かにこわごわと動くのではなく、
ひざを前に出したぶん腰を後ろに引き、
足の指で床を押すと同時に頭を上に伸ばす。
絶妙な力加減のバランスが
しなやかな動きを生むのよ。

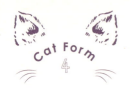

美しい所作を生むトレーニング

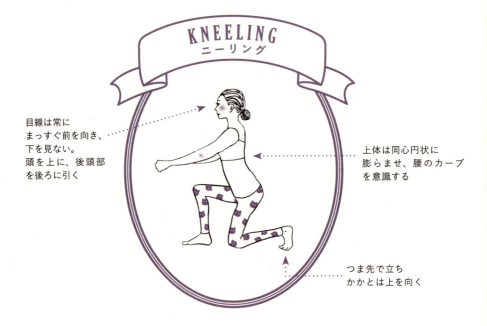

- 目線は常にまっすぐ前を向き、下を見ない。頭を上に、後頭部を後ろに引く
- 上体は同心円状に膨らませ、腰のカーブを意識する
- つま先で立ちかかとは上を向く

「しなる弓形」でパワーとバランスをコントロール

　上半身を一定にキープしたまま、下半身を動かすトレーニング「ニーリング」は、下半身を鍛えると同時に女性の所作を美しくしなやかにします。正座をするとき、正座から立ち上がるときにも有効です。実はこの立つとき座るときが腰に最も負担をかける動きなのですが、「ニーリング」で体幹と下半身を強化すると、見えない糸で天に引っ張られているかのようにスッと動けるようになります。全身のパワーを引き出してコントロールするため、「しなる弓形」は常にキープ。肋骨を全方向に膨らませたまま、腰や首のカーブを維持しましょう。

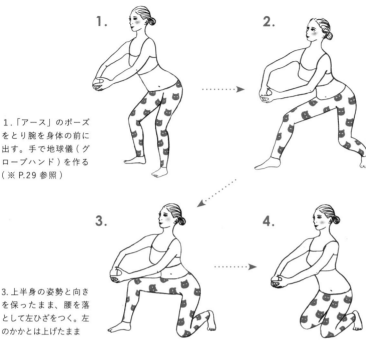

1.「アース」のポーズをとり腕を身体の前に出す。手で地球儀（グローブハンド）を作る（※P.29参照）

2. 左足と左のそけい部を大きく後ろに引く。目線は水平をキープして、決して下を見ない

3. 上半身の姿勢と向きを保ったまま、腰を落として左ひざをつく。左のかかとは上げたまま

4. 右足を後ろに引き、両ひざを床につける。おしりは浮かせておくがかかとに座るように、そけい部を後ろに引く

デスクワークの人は要注意！

正しいイスの座り方

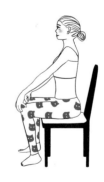

　腰掛けるとき、前かがみになっておしりをイスの奥まで入れ、骨盤を立てて座ります。骨盤から首までが一本の通り道になるように意識して上体を伸ばしてキープ。その上に頭を後ろに引いて乗せます。ひざは軽く外側に開き、つま先を軽く床につけて、できればかかとは少し浮かせましょう。背には寄りかからないように。作業に集中すると頭が前に倒れて猫背になりがちです。ときどき自分の座る姿勢を見直して、意識的に直していきましょう。

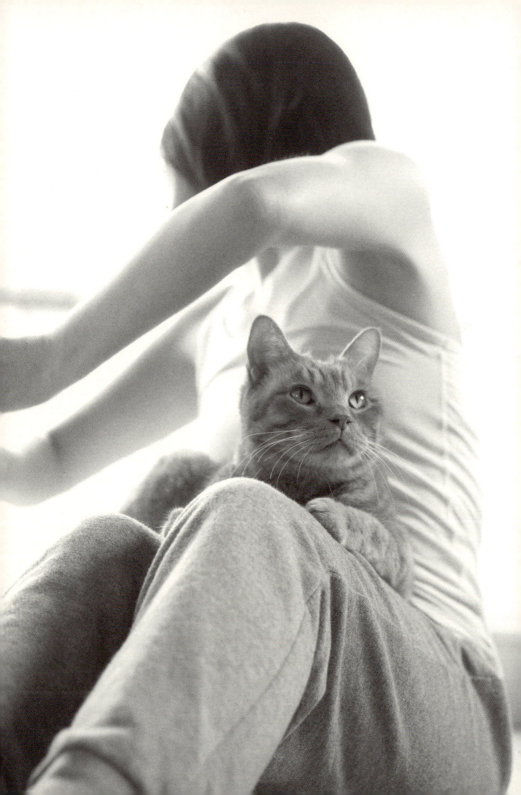

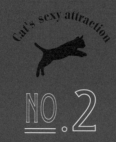

Cat's sexy attraction

NO.2

FLEXIBLE MIND

しなやかなココロ

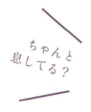

BREATHE

生命力がアップする呼吸

当たり前のことですが、
息を止めたら死んでしまいます。
呼吸＝生きている証。
しっかりと深い呼吸をすることで、
今この瞬間に、生命の美しさが輝きます。

呼吸が浅いと、空気が読めないオンナになる

　猫は犬と違って群れで行動しませんが、単独行動だからこそ周囲の空気を細やかに感じとりながら生きています。緊張感のある場面では「息を殺し」、心を許した相手には「息を合わせ」、身の安全を確保します。空気を読むとは、自分の呼吸をコントロールすることなのです。

　それは私たち人間も一緒。「空気が読めない」なんて言われていませんか？ 呼吸を意識することで、その場に合った振る舞いができるようになります。また、呼吸にはそのときの心の状態がハッキリと表れます。ですから、普段は無意識に行っている呼吸を意識することで、心の状態に気づくことができますし、心をコントロールすることもできます。

　ヨガでは、呼吸をすることは宇宙と繋がることと考えます。深い呼吸を意識することで、自分が宇宙という大きなものの一部であることを感じ、孤独から解放されます。試しに3～4回ゆっくりと深呼吸してみてください。心が落ち

着くのを感じるでしょう。

　現代人は、ストレスが多いうえに姿勢も悪いため、呼吸が浅くなりがちです。呼吸が浅くなると、内臓や脳に十分な酸素が行き渡らず、集中力が減ってイライラしたり元気がなくなったり、情緒が不安定になります。冷え性や胃弱など病気の原因にもなりますし、皮膚も硬くなります。

　情報過多で心が揺れやすい時代ですから、本当の自分を取り戻す「瞑想」にもチャレンジしましょう。1日2回、2分間でいいので、目を閉じて鼻から深い呼吸をします。周りのきれいな空気を吸い込んでお腹を膨らませるイメージを描き、無心になるのです。それだけで心が軽くなり、不安や怒りがなくなっていきます。

ワンランク上のオンナになる 猫さまの教え AtoZ

E
"Empathy"
"共に思うということ"

深い呼吸で自分をコントロールしていれば、
噂話やくだらない情報が気にならなくなる。
誰かに翻弄され続けるのはもう終わり。
心の平和を手に入れたあなたは
誰かを導く存在になるのよ。
だから、まず身近にいる人に
愛を持って接してみて。
たくさん共感できることがあって、
その共感があなたをさらに平和にしてくれるはず。
共感のスパイラルは宇宙規模に拡張していくわ。

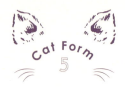

Cat Form 5

Let's try!

ねこYOGAの瞑想ポーズ

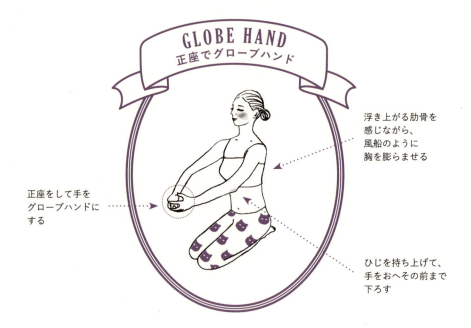

GLOBE HAND
正座でグローブハンド

正座をして手をグローブハンドにする

浮き上がる肋骨を感じながら、風船のように胸を膨らませる

ひじを持ち上げて、手をおへその前まで下ろす

深い呼吸は長生きの秘訣

　動物が生まれてから死ぬまでの呼吸の数はすべて同じと言われています。ご存知ですか？　ハツカネズミは呼吸が速くて短命ですし、カメはゆっくり呼吸するので長寿です。長息＝長生なのです。そして、ストレスが多い現代人は、知らぬうちに呼吸が荒く、速くなりがちです。気づくと奥歯を噛み締めていませんか？　それは緊張感が高まっているシグナルです。そんなときは、心を解放する手の開き「グローブハンド」で瞑想をしてみましょう。ねこYOGAでは、手をハートの象徴と考えます。指と指の間を大きく開けば、ハートも膨らんで呼吸が深くなります。

ねこYOGAの特別な手のカタチ
GLOBE HAND

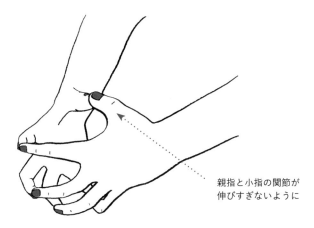

親指と小指の関節が
伸びすぎないように

1. 5本の指の全関節を曲げて、手をドーム状(半球)にする

2. 2つのドームを合わせて両手で地球儀の形(グローブハンド)を作る

3. 指先を意識して、ハートの広がりを感じる

HOW TO MEDITATION

　正座でグローブハンドを作ったら、目を閉じて2分間瞑想しましょう。瞑想中はただぼーっとします。眠ってはいけませんが、考えてもいけません。何かが頭に浮かんだり、何かが見えて来たりするかもしれませんが、それはそのまま受け止めましょう。浮かんできたものを分析したり、さらに考えたりしません。無理に無心になろうと努力する必要もありません。浮かんできたものは否定も肯定もせずに、放っておけばいいのです。この時間が心と身体を休ませてくれます。ストレスが軽減し、集中力や作業効率も高まります。

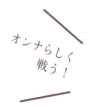

SPIRIT

LOVE&PEACEな精神

いま社会のいろいろな場所で、
女性の新しい感性が求められています。
夢を実現させるときもオンナらしく。
情熱的に努力し続けながら、執着はしない。
しなやかで潔いスピリッツが理想です。

努力を続けながら執着心を手放すと夢が叶う

　群れで生きる犬は、組織を機能させるため上下関係のなかで生きています。ボスのいうことには絶対服従。集団主義でパワーを重視します。それに比べ、単独行動の猫には上下関係の概念はありません。自由を愛する個人主義ですが生き抜くにはセンスが必要です。比較してみると、犬は理屈っぽい男性のように、猫は感受性豊かな女性のように感じませんか？

　いま、社会のあらゆる場所で女性の活躍が期待されています。既成概念にとらわれない自由で柔軟な感性が求められているのです。猫のように大胆かつ注意深く、女性の豊かな能力を発揮して、夢を実現させてください。

　夢を実現させようと思ったら、やり続けることが肝心です。諦めてしまえばそこで終わりですから、目的が得られるまでとことん追求します。ところが、現代人は追求するために必要な精神力が弱い人が多い。わたしの生徒さんにも「もう3年もヨガを続けているのに上手くならない」と諦める方がいらっしゃ

いますが、ヨガに関していえば3年などごくわずかな時間。何十年もかけて完成させていくものです。それに、短期間で何かを実現させようとストイックになりすぎると、自分自身を追い詰めてストレスになりますし、周りにもうっとうしさを感じさせてしまいます。そこで大切なのが「手放すこと」です。

　物事には二面性があるものです。夢を実現するための努力を怠らず、同時に運を天に委ねるようにしましょう。委ねてばかりでは上手くいきませんが、頑張りすぎても思い通りにはいきません。恋愛も一緒。心のなかの想いを大切にしながら、もう一方では「成るように成る」とその想いに執着しすぎないようにしましょう。コントロールすることを止めるのです。そうすれば、猫のように居眠りをしているうちに、獲物が向こうからやってきてくれます。

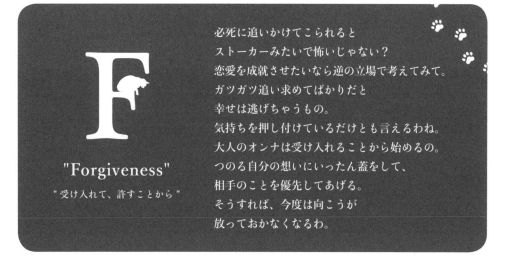

ワンランク上のオンナになる
猫さまの教え A to Z

"Forgiveness"
"受け入れて、許すことから"

必死に追いかけてこられると
ストーカーみたいで怖いじゃない？
恋愛を成就させたいなら逆の立場で考えてみて。
ガツガツ追い求めてばかりだと
幸せは逃げちゃうもの。
気持ちを押し付けているだけとも言えるわね。
大人のオンナは受け入れることから始めるの。
つのる自分の想いにいったん蓋をして、
相手のことを優先してあげる。
そうすれば、今度は向こうが
放っておかなくなるわ。

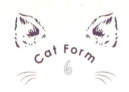

Let's try!

タフでしなやかな精神力が身につく

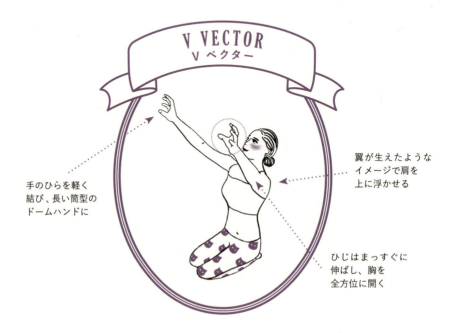

V VECTOR
Vベクター

- 手のひらを軽く結び、長い筒型のドームハンドに
- 翼が生えたようなイメージで肩を上に浮かせる
- ひじはまっすぐに伸ばし、胸を全方位に開く

心のモヤモヤを手放してスッキリ爽快

精神力を高めたいときはVベクターがオススメです。Vベクターは無邪気さを与えてくれるポーズ。強すぎる想いを軽くし、他人をコントロールして自分の思い通りにさせようとする、邪悪な執着心を手放すのに効果的です。ポイントは、ねこYOGAではハートの象徴と考える手の形。指先を意識しながら胸を大きく膨らませることで、強さと繊細さを兼ね備えたまま、心が解放されていきます。プレッシャーやストレスを感じて肩に力が入っているとき、ある物事にとらわれ、思いつめてしまっているときは、ぜひやってみてください。

ねこYOGAの特別な手のカタチ
DOME HAND

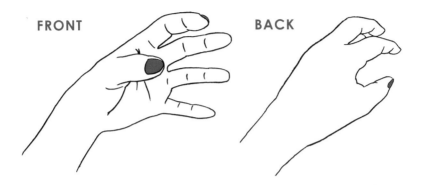

FRONT　　　BACK

　Vベクターでは特に手の形を繊細に意識します。手のひらに深いくぼみをつくるイメージで、ハイドーム（細長い筒状）にキープしてください。指先は伸びないように、軽く曲げましょう。美しいハイドームを作ろうと意識することで、自然と二の腕が引き締まります。ねこYOGAでは、手はハートの象徴であり、猫のヒゲのようにアンテナとしての役目も果たしています。強さと繊細さを感じながら、常に指先まで意識を向けていきましょう。

＼ 他にもこんな効果が！ ／

🐾 二の腕を絞り、腕がスラリと長くなる

🐾 ひじの痛みが軽減

🐾 肩こりが軽減

HEART

キラキラ輝くハート

大人になると責任が大きくなり、
ストレスやプレッシャーが増えます。
いちいち落ち込んでいられませんし、
感情を溜め込むと大爆発につながります。
強くしなやかな心で上手にかわしましょう。

恐れやストレスを受け入れると心が強くなる

　ねこYOGAを続けていくと、身体だけではなく心も変わります。落ち着いていて慈悲深く、それでいて軽やかな女性らしい心に変化するのです。例えば、基本ポーズ「しなる弓形」にもハートを輝かせるメソッドが含まれています。肩甲骨を寄せないように気をつけながら、胸と背中を膨らませて上半身を筒状に伸ばすのがそのポイントです。これにより、身体のなかにエネルギーが取り込まれて心がリフレッシュし、輝きを放つのです。

　ポーズをとるときは、ただ身体を動かすのではなく、マインドフルネス（気づく意識の連続）であることも大切です。スポーツジムでテレビを見たり音楽を聴いたりしながらエクササイズしている人がいますが、これでは意味がありません。身体の声に耳を傾けるように動いていきましょう。

　心を安定させるには、いい可能性と悪い可能性の両方を、同時に心に留めていることが大切です。「○○でなければならない」と物事を一面的に捉えてい

ると、予想外のことが起きたときに心が折れてしまいます。また、ポジティブ過ぎるとうっかりミスをしがちですし、ネガティブ過ぎると前に進めません。猫が初めて目にするものに対して警戒しながらも、少しずつ間合いを詰めていくように、常に２つの可能性を考えながら、慎重に世界を広げていきましょう。

このように、ポジティブなこととネガティブなこと、ちょうどいいバランスで心に留めておけば、上手くいかないことが起きても想定内ですから、余裕が生まれます。心のバランスを取ること、これは心の筋トレのようなもの。跳ねるような感性とともに恐れやストレスもあなたに必要なものなのです。両極の力を感じながら、強く、しなやかに心の均衡を保っていましょう。

\ ワンランク上のオンナになる /
猫さまの教え AtoZ

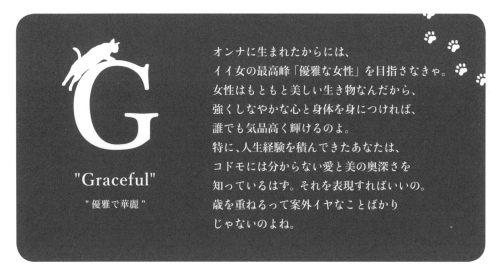

G

"Graceful"

"優雅で華麗"

オンナに生まれたからには、
イイ女の最高峰「優雅な女性」を目指さなきゃ。
女性はもともと美しい生き物なんだから、
強くしなやかな心と身体を身につければ、
誰でも気品高く輝けるのよ。
特に、人生経験を積んできたあなたは、
コドモには分からない愛と美の奥深さを
知っているはず。それを表現すればいいの。
歳を重ねるって案外イヤなことばかり
じゃないのよね。

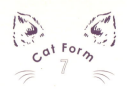

Cat Form 7

Let's try!

ハートを輝かせる猫のポーズ

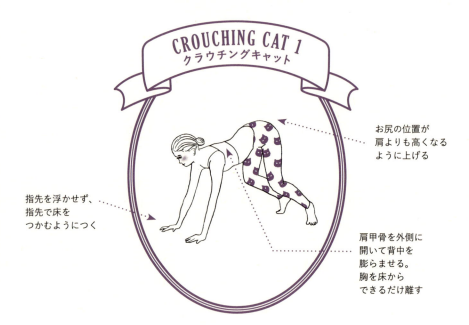

CROUCHING CAT 1
クラウチングキャット

お尻の位置が肩よりも高くなるように上げる

指先を浮かせず、指先で床をつかむようにつく

肩甲骨を外側に開いて背中を膨らませる。胸を床からできるだけ離す

野性的なハートを手に入れよう

「クラウチングキャット」は、猫が獲物に飛びかかる直前の姿をモチーフにした、ねこYOGAらしいポーズ。躍動感があり、毎日繰り返しポーズを作ることで、ハートが軽くなります。また、身体をしなやかに伸縮させてエネルギーを全身に行き渡らせるとともに、深い集中をもたらします。特に、最近勘がにぶってきた人、間が悪い出来事が連続している人には効果的！　猫になりきって、あなたのなかで眠る野性を目覚めさせていきましょう。本書の冒頭で取り上げた「アース」とともに、ねこYOGAでは動きの起点になる重要なポーズでもあります。

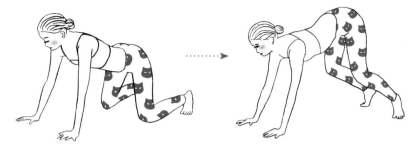

1. 床に四つんばいになり、肩幅より少し広くひざを開いて、腕はまっすぐ下へ伸ばす。手は床にべたりとつけず、指を曲げて床をつかみ、指先と指の付け根で床を押す

2. 視線を両手の少し先にすえて、ひざを浮かせる。心臓を床からできるだけ遠くに持ち上げながら、左右への広がりも感じる。ひざは伸ばさずに曲げたまま、両腕よりも外側に開く。腰のカーブを保ったまま、骨盤を肩より高く持ち上げ、後ろに突き出しお腹を長く伸ばす

CLOSE UP

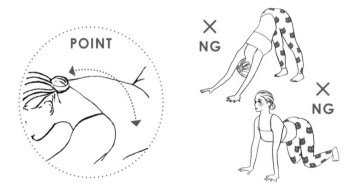

クラウンチングキャットでは、肩甲骨の使い方に要注意です。肩甲骨を寄せてしまうと、エネルギーが縮こまってしまいます。肩甲骨を外側に開くことで膨らんでいく背中を意識しましょう。また、一般的なヨガのポーズ「ダウンドック」や「猫のポーズ」のようにすると、腰が伸びずに腰痛の原因になってしまうので、ねこYOGAではNGです。ひざは常に曲げた状態のまま、腰のカーブをキープします。胸は床方向ではなく上に押し上げるようにしましょう。

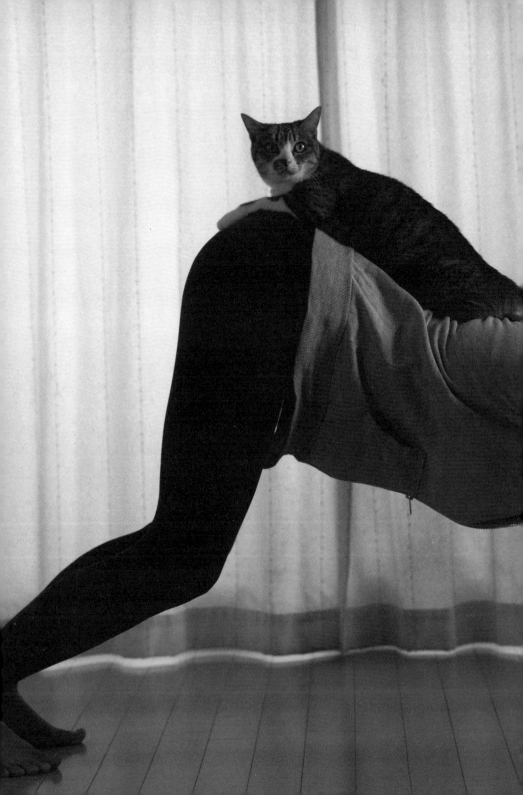

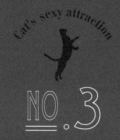

BEAUTIFUL
BODYLINE

美しいボディライン

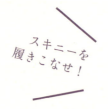

THIGH

メリハリのある太もも

ほどよく引き締まった太ももは、
セクシーでスタイリッシュ！
そして自己鍛錬の証です。
獲物に飛びかかる猫のポーズで、
太ももとおしりをシェイプアップしましょう。

太ももが変われば大胆になれる

　脚がきれいな女性はスタイリッシュでかっこいいものです。しかし、脚はダイエットでも痩せにくいパーツ。コンプレックスになっている人も多いのでは？
　特に、洋服で隠せる分、太ももの悩みは深刻。見て見ぬふりをしているとどんどん育ってしまうし、「絶対に見せたくない！」とおしゃれや恋愛の邪魔をしては、元も子もありません。
　大人の色気がある太ももは、太すぎても細すぎてもダメ。ほどよく引き締まっていながら柔らかさもあり、ひざうえはスッキリ、おしりにかけてボリュームアップしていくメリハリのある曲線美が理想です。目標に向かって着実に努力できるのが大人のオンナの条件。コンプレックスをポジティブパワーに変換して、「理想の太ももを手に入れて、してみたいファッションにチャレンジするぞ！」と今日からエクササイズしていきましょう。
　理想の太ももに近づくためには、「クラウンチングキャット」の応用編が有

効です。おしりからつま先まで緊張感をもってポーズをとるので太ももが引き締まり、ヒップアップ効果もあります。ここでも基本となる「しなる弓形」を忘れずに。背中を膨らませて、腰と首にカーブを保ち、背骨をＳ字にキープします。腰を後ろに引き、猫のように胴体を長く伸ばすことで、身体に負担をかけずにアライメントを正すことができますし、ウエストも細くなります。

　おしりの筋肉やハムストリングという太ももの後ろ側の筋肉は、日常生活であまり使われないため、たるんでいる人が多く見られます。ここを鍛えると、筋肉がつくだけではなく、血の巡りがよくなって代謝もアップするため、脚のむくみにも効果的です。双方向で理想の太ももにアプローチすることができます。

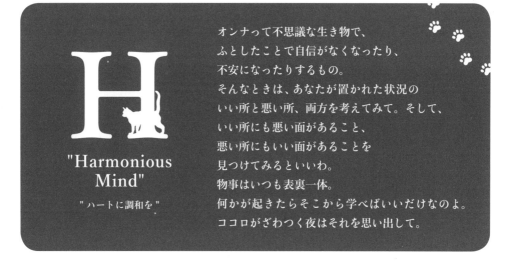

ワンランク上のオンナになる
猫さまの教え AtoZ

"Harmonious Mind"
"ハートに調和を"

オンナって不思議な生き物で、
ふとしたことで自信がなくなったり、
不安になったりするもの。
そんなときは、あなたが置かれた状況の
いい所と悪い所、両方を考えてみて。そして、
いい所にも悪い面があること、
悪い所にもいい面があることを
見つけてみるといいわ。
物事はいつも表裏一体。
何かが起きたらそこから学べばいいだけなのよ。
ココロがざわつく夜はそれを思い出して。

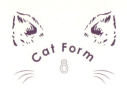

太ももに効く「クラウチングキャット」の応用編

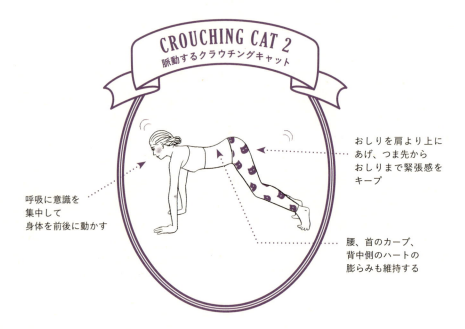

おしりを肩より上に
あげ、つま先から
おしりまで緊張感を
キープ

呼吸に意識を
集中して
身体を前後に動かす

腰、首のカーブ、
背中側のハートの
膨らみも維持する

呼吸に合わせてしなやかに動く

　ねこYOGAの基本ポーズ「クラウンチングキャット」は太もものエクササイズとしても効果的です。特に、呼吸に合わせて前後に動く「脈動するクラウチングキャット」は、つま先からおしりまでをキュッと刺激し続けるので、引き締まった太ももと上がったおしりを作り出します。動くときは、身体を伸び縮みさせる猫をイメージして滑らかに。カタチにとらわれすぎて動きの流れを止めないようにしてください。呼吸に夢中になっているうちに、ゆりかごに揺られているような感覚でヒトが本来もっている自然なバランスへとリセットされます。

1. 息を吸いながら　　　　2. 息を吐きながら

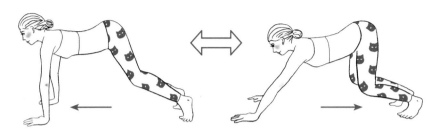

1. 通常のクラウンチングキャットポーズにセット。ここから息を吸いながら、身体を前に。このとき、ハートはできるだけ大地から離しつつも、腰のカーブはキープする。ひざは伸ばさずに、曲げたまま少し外側に向ける

2. 吐いて腰を後ろに引き、最初のクラウチングキャットのポーズに。肩甲骨を寄せないように背中を膨らませ、腰、首のカーブと背中の膨らみを意識する。1と2の動きを呼吸とともに繰り返す

NEKO YOGA MEMO

🐾 コンプレックスを前向きに捉えるには「呼吸」が大切

🐾 呼吸に意識を向けて「夢中になること」でストレスは解消される

🐾 無理せず自然に動かす

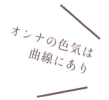
オンナの色気は曲線にあり

CURVY BODY

カーヴィーな身体

バスト、ウエスト、ヒップが織りなす
ボディーラインの美しい曲線は、
男性はもちろん、女性にとっても魅力的。
バストの大きさにこだわるよりも、
バランスと曲線美を追求しましょう。

背中側の筋肉を強化すると、美しいカーブができる

「しなる弓形」をきちんと実践していれば、身体は驚くほどカーヴィーなラインを描くようになります。しかし、現代人は背中側の筋肉が上手く使えない人が多く、特におしりはフニャフニャになりがちです。これがなかなか厄介です。ねこYOGAのポーズをするときには、腰の反りを意識しておしりの筋肉を刺激し、しっかりと上に引き上げていきましょう。そうすることで、腰からおしり、太ももにかけて美しいカーブを描くことができます。

おしりの他にも、現代人がもろくなりやすい箇所が4つあります。

① **骨盤底筋**：子宮や膀胱、直腸などを支えるインナーマッスル。動物が恐怖を感じて尻尾を丸めるときに使う筋肉で、人間もストレスを感じるとここが縮こまります。腰を反らせ骨盤底を地面と水平にすると開放されます

② **お腹**：「腹にためる」というように、あらゆる感情はお腹にたまります。激しい

筋力トレーニングで腹部を硬くすると、感情も逃げ場を失います。お腹を伸ばすことで緩みます

③ **胸郭**：胸と肋骨を含んだ胴体部分。悲しくなって胸が痛むとここが縮こまり、深い呼吸と体幹の安定した動きを妨げます。ひねる動作で柔らかくなります

④ **のど**：人間の急所であるのどは繊細な部位。恐怖心や恥ずかしさを感じると、自分を守ろうという本能により収縮してあごを引きます。あごを上げ、のどを長くしてあげましょう

ねこ YOGA のポーズをするときはもちろん、日頃からこの4つの箇所が硬くならないようにストレッチしていると「しなる弓形」の深度が深まります。

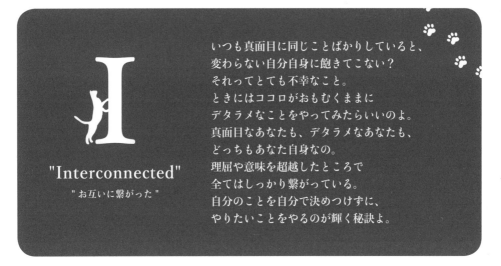

ワンランク上のオンナになる
猫さまの教え A to Z

I

"Interconnected"
" お互いに繋がった "

いつも真面目に同じことばかりしていると、
変わらない自分自身に飽きてこない？
それってとても不幸なこと。
ときにはココロがおもむくままに
デタラメなことをやってみたらいいのよ。
真面目なあなたも、デタラメなあなたも、
どっちもあなた自身なの。
理屈や意味を超越したところで
全てはしっかり繋がっている。
自分のことを自分で決めつけずに、
やりたいことをやるのが輝く秘訣よ。

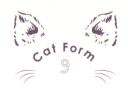

Cat Form 9

Let's try!

ひねる動きが曲線美を生む

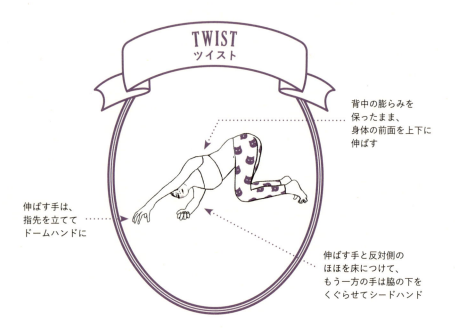

TWIST
ツイスト

背中の膨らみを
保ったまま、
身体の前面を上下に
伸ばす

伸ばす手は、
指先を立てて
ドームハンドに

伸ばす手と反対側の
ほほを床につけて、
もう一方の手は脇の下を
くぐらせてシードハンド

パーツ美人よりもトータルビューティーを目指そう

　女性らしいカーヴィーなボディーラインは曲線のバランスが命です。そのためには、全身を気持ちよく伸ばしながら筋肉を刺激するエクササイズが効果的。特にひねる動作は、普段あまり使わない筋肉を刺激して、身体にしなやかさを生み出します。続けていくことで、身体の使い方自体が変わるため、美しいボディーラインやしなやかな動作が維持できるようになります。少しくらいぽっちゃりしていても、メリハリがあれば十分に魅力的です。身体の一部だけをハードに鍛えると全身のバランスが悪くなるので気をつけましょう。

1. 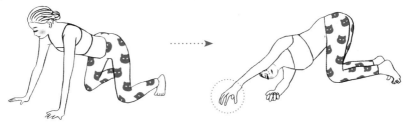 **2.**

1. 四つんばいの状態でハートを膨らませてしなる弓形をつくる

2. 右手を左脇の下をくぐらせて伸ばし、右のほほを床につける。左手は左前に伸ばし、指先を立ててドームハンドに。しなる弓形をキープし、身体の前面も上下に伸ばしていく。逆側も同様に

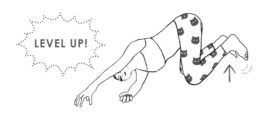

LEVEL UP!

LEVEL UP!
余裕がある人は 2 の状態からひざを曲げて足を持ち上げて宙に浮かす。腰を後ろに突き出して、全身をさらに伸ばす

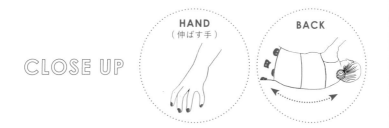

CLOSE UP

HAND（伸ばす手）

BACK

　フィジカルトレーニングは身体をパーツで見るのではなく、全体の一部と見ることが大切です。ツイストをしながら、お腹だけではなく身体全体を意識しましょう。特に「しなる弓形」を忘れてしまうと、無理なストレッチで身体を痛めてしまいます。肩甲骨を寄せずに背中を膨らませましょう。また、手をペタリと床につけずにドーム状にすることで、二の腕のシェイプアップ効果も高まります。

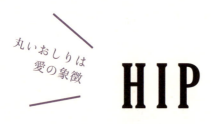

HIP

キュッと上がったおしり

小さいヒップはファッショナブルですが、
おしりは丸くて大きい方がセクシーです。
それにおしりは健康な女性の象徴。
子宮を守り、上半身と下半身をつなぐ
大事な役割を担っています。

おしりを上げると下半身の不調が解消される

　ねこYOGAを始めると、何よりもおしりが変わります。外国人のように、ぷりっと上がった丸いセクシーなおしりになります。なぜかというと、イスに座る生活習慣により、現代人のおしり周りは大きく歪んでいるから。「しなる弓形」でヒト本来の姿勢へとリセットすることで、おしりが劇的に変わるのです。

　イスに座っているとき、日本人は特に骨盤が後傾しやすくなります。骨盤後傾のまま座り続けると、骨盤底筋やおしりの筋肉が弱くなり、老人のようにおしりが削げてしまいます。そもそも、骨盤が後傾している状態というのは、動物でいうと尻尾が丸まって身をすくめている状態。恐怖を感じたときにとる防御の姿勢です。こうなると、上から流れてくる気が下に降りていかず、気の巡りが滞ってしまうのです。下半身の気の巡りが悪くなると、便秘や生理不順、不妊など女性器系のトラブルを引き起こします。

　ところで、ヒップアップや骨盤底筋を引き締めるエクササイズとして、「尾骨

を恥骨にすくい上げる」というのが一般的に広まっていますが、これは間違っています。この動きでは骨盤底筋が硬くなると同時に骨盤が後傾してしまい、下に流れるべき気のエネルギーを上に上げてしまいます。

「しなる弓形」では腰を後ろに引いて、骨盤底（恥骨と坐骨を結んだライン）を床と平行に。そうすると、いわゆる出っ尻の状態になります。これまで出っ尻はよくないとされる風潮がありましたが、実は腰を反らせることで生まれる問題はありません。むしろ、ヒト本来の骨格を考えると自然な形なのです。ただし、腰単体を反らせることだけが目的になってはダメ。あくまで「しなる弓形」全体でとらえて、胸を全方位に広げながら腰を引き、胴を長くします。そうすれば腰が伸びるため、負担をかけずにカーブを維持することができます。

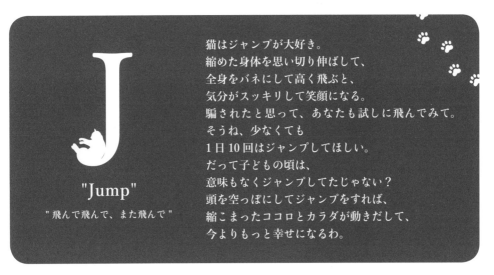

なまったヒップを叩き起こす

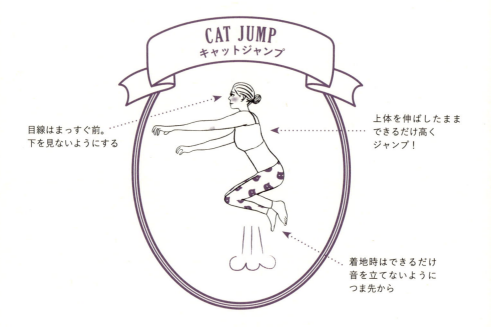

CAT JUMP
キャットジャンプ

- 目線はまっすぐ前。下を見ないようにする
- 上体を伸ばしたままできるだけ高くジャンプ！
- 着地時はできるだけ音を立てないようにつま先から

ジャンプは最もカンタンで効果的なヒップアップ法

　人間が狩りをして生きていた時代を想像してみましょう。ハンティング中は歩いたり走ったり飛びかかったりします。日常生活もイスなどないですから地面に座ったり立ったり。かなりの運動量だったはず。特に、下半身を使ってスクワットをするような動作の回数は、いまと比べると雲泥の差でしょう。そう、現代人の下半身は圧倒的に弱っているのです。そんな現代人にオススメなのが「ジャンプ」。シンプルですが、ジャンプはヒップアップに最も効果的な動きです。「しなる弓形」を意識して腰をいたわりながらやってみましょう。

1.

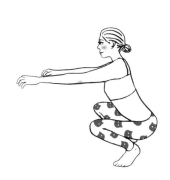

2.

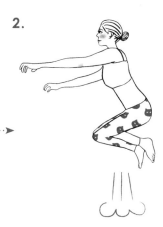

1. 両ひざを開いてつま先立ちになり蹲居（そんきょ）の姿勢に。腰のカーブを意識しながら、骨盤を立てて上体を安定させる。前のめりにならないように後頭部を後ろに引き、背骨が床と垂直になるようにキープ。両手は肩甲骨を開いた状態で前に押し出す

2. 下を見ずに胸を上に膨らませ、上体を伸ばしたままできるだけ高くジャンプ！ 着地は慎重につま先から。大きな音を立てないように。笑顔が出るまで、数回繰り返す

NEKO YOGA MEMO

🐾 前のめりにならないよう
「しなる弓形」をキープ

🐾 連続で5回以上が目標。
少しずつ高くジャンプする

🐾 身体と心が躍動し顔の表情も明るく変わる

プヨプヨ振袖肉を撃退せよ！

UPPER ARM

引き締まった二の腕

夏になると目立つ二の腕の脂肪は、
一気に"オバサン化"する恐怖の贅肉。
しかも、なかなか落ちにくい強敵です。
どんなヨガよりも二の腕に効くねこYOGAで、
今年の夏こそノースリーブを着こなしましょう。

二の腕シェイプの秘訣は手の使い方にあり

　一般的なヨガでは二の腕はあまり使われません。腕を使っていそうな「ダウンドッグ」（下向きの犬のポーズ）や逆立ち系のポーズでもそう。その分手首、ひじ、肩に負担がかかっています。試しにポーズをして二の腕を触ってみてください。ポヨポヨしていて、まるで使われていないことが分かるはず。これは筋肉を使わずに骨を「支え棒」のようにして身体を支えているからです。

　最先端のヨガであるねこYOGAでは「アナトミートレイン理論」を取り入れているので、二の腕をしっかりと使います。これは、身体のパーツをそれぞれ別々に考えるのではなく、筋膜ですべて繋がっていると捉える考え方です。例えば、前腕をぐっと反対の手で握ると手のひらが自然と閉じていきます。このように、身体のすべてのパーツは筋膜で繋がっているため連動して動くのです。

　二の腕は手のひらから繋がっています。親指の付け根と小指の付け根をぐっと寄せると、二の腕に力が入っていることが分かるでしょう。逆に、手を開いてパー

の状態にすると二の腕は働きません。

　ねこYOGAのポーズは「アースポジション」にせよ、「クラウチングキャット」にせよ、手のひらをべったりと開いて使いません。手のひらを閉じる力を作るので、常に二の腕を刺激しています。だから、二の腕に効くというわけです。手のひらの使い方を意識してねこYOGAのポーズを続けることで、堂々とノースリーブが着られるスラリとした二の腕になっていきます。

　ちなみに、恐怖を感じたとき、私たちは「キャー」と手のひらをパーに開いて驚きます。開いた手のひらは緊張状態の表れ。ストレスを感じたときは、手のひらや手の甲をマッサージして、握って丸くすると落ち着きます。

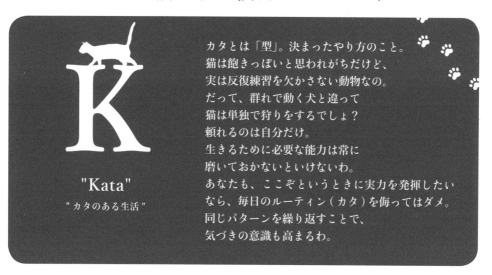

ワンランク上のオンナになる
猫さまの教え A to Z

"Kata"
"カタのある生活"

カタとは「型」。決まったやり方のこと。
猫は飽きっぽいと思われがちだけど、
実は反復練習を欠かさない動物なの。
だって、群れで動く犬と違って
猫は単独で狩りをするでしょ？
頼れるのは自分だけ。
生きるために必要な能力は常に
磨いておかないといけないわ。
あなたも、ここぞというときに実力を発揮したい
なら、毎日のルーティン（カタ）を侮ってはダメ。
同じパターンを繰り返すことで、
気づきの意識も高まるわ。

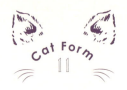
Cat Form 11

Let's try!

二の腕を細くする女豹のムーブ

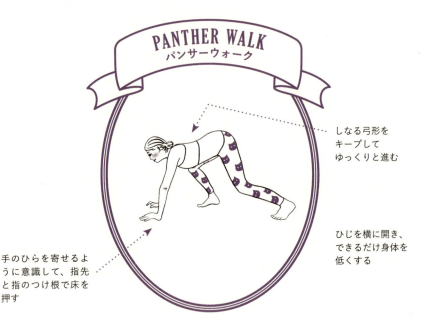

PANTHER WALK
パンサーウォーク

しなる弓形を
キープして
ゆっくりと進む

ひじを横に開き、
できるだけ身体を
低くする

手のひらを寄せるよ
うに意識して、指先
と指のつけ根で床を
押す

ダブルの効き目で二の腕スッキリ

　一般的なヨガではシェイプアップしづらい二の腕を引き締めるには、ねこYOGAの「パンサーウォーク」が最適です。女豹をイメージしたこの動きは、2つの方向から二の腕にアプローチ！　1つ目は手と指先の使い方。指先を柔らかく保ったまま、手のひらを寄せて二の腕を刺激しましょう。特に上腕二頭筋に繋がる親指の付け根と上腕三頭筋に繋がる小指の付け根を寄せるように意識すると効果絶大です。2つ目は四つんばいになったときにひじを外側に開いて低い姿勢（ただし、肩がひじよりも下がらないように）になること。この2点を意識してトライしてみましょう。

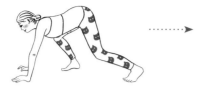
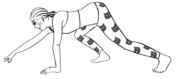

1. 四つんばいからひざを浮かせて「クラウチングキャット」の姿勢になり、そこから右足を一歩前に出す

2. 「しなる弓形」を維持しながら右手を出し、同時に肋骨を前に出すようにして前に進む

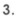
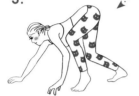
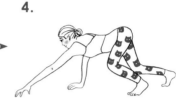

3. 次は左足を一歩前に。身体が詰まるが腰を後ろに引いて「しなる弓形」をキープする

4. 最後に左手を出しながら、身体を前に進める。これを繰り返して前に進んでいく。その後、後ろにも進んでみる

NEKO YOGA MEMO

🐾 猫のように、右足、右手、左足、左手の順番で前に出す

🐾 ウエストのシェイプアップにも効果あり

🐾 獲物を狙う女豹を意識してセクシーに

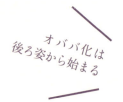

BACK

年齢不詳な美背中

自分は気にならないけれど、
意外と見られているものってなーに？
答えは「後ろ姿」。そして後ろ姿には
生活習慣がハッキリ表れるから恐ろしい…。
今すぐに背中ケアを始めましょう。

背中を鍛えると、美と健康がセットで手に入る

ねこYOGAは、一般的なヨガと比べて身体の背中側を強化します。「しなる弓形」では背骨のラインを意識しますし、腰や首のカーブに注意を払います。なかでも、背中を膨らませるのはねこYOGA独自と言えるでしょう。一般的なヨガを含めた多くのエクササイズでは、肩甲骨を寄せて閉じる動きがありますが、実はこの動きが身体にいいという根拠は見つかっていません。むしろ、解剖学的にはヒトの身体の構造に反しています。ねこYOGAでは、肩甲骨は前にスライドさせて使います。背中を閉じるのではなく、開くことで身体を活性化していきます。

現代人は長時間のデスクワーク、スマートフォンやゲームなど小さな画面を見続ける生活習慣により、身体を丸くしがちです。このような姿勢を続けていると、おしりの筋肉が衰えて猫背になり、背中側の筋肉が特に弱くなります。ねこYOGAで身体の背面をしっかり鍛えましょう。

背中を鍛えるといい面は他にもあります。突然ですが、私たちの世界には「変化」

があります。季節が変わり、天気が変わる。寒い日があれば暖かい日もあるでしょう。このような変化に対応して、心身を安定した状態に導く動きを「ホメオスタシス」（恒常性維持機能）と言います。この「ホメオスタシス」は脳の中心にある「脳幹」がコントロールしています。つまり脳幹の活動により私たちの心と身体はバランスよく安定するのです。そして、この脳幹を最も効果的に活性化させるのが、背中とおしりの筋肉を鍛えることだということが分かってきました。つまり、ねこYOGAで背中をしっかり鍛えると、後ろ姿が美しくなり、生活習慣による歪みが直り、心身ともに安定するというわけ。一石二鳥どころか一石三鳥です。

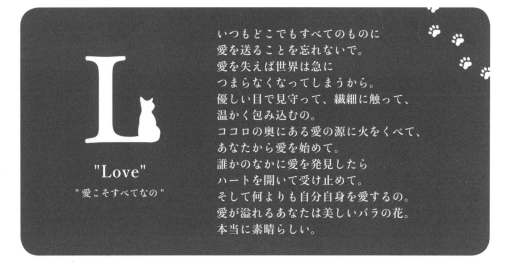

ワンランク上のオンナになる
猫さまの教えAtoZ

"Love"
"愛こそすべてなの"

いつもどこでもすべてのものに
愛を送ることを忘れないで。
愛を失えば世界は急に
つまらなくなってしまうから。
優しい目で見守って、繊細に触って、
温かく包み込むの。
ココロの奥にある愛の源に火をくべて、
あなたから愛を始めて。
誰かのなかに愛を発見したら
ハートを開いて受け止めて。
そして何よりも自分自身を愛するの。
愛が溢れるあなたは美しいバラの花。
本当に素晴らしい。

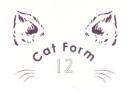

Let's try!

おやすみ前の"美"習慣

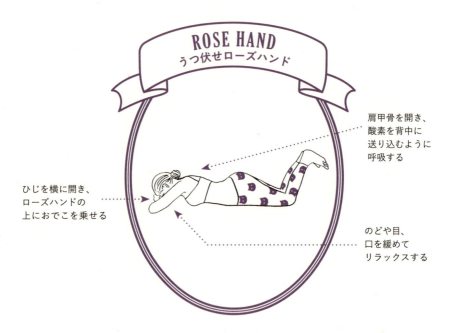

ROSE HAND
うつ伏せローズハンド

- 肩甲骨を開き、酸素を背中に送り込むように呼吸する
- ひじを横に開き、ローズハンドの上におでこを乗せる
- のどや目、口を緩めてリラックスする

美人は見えない部分にこだわる

「後ろ姿には年齢が出る」といいますが、たしかに背中やおしりのたるみは生活の疲れを感じさせてしまいます。普段あまり自分で見ない部分だけに、写真などに映る自分の後ろ姿にドキッとしたことがある人も多いのでは？ 美しい背中を作るには、まず意識を高めることから始めましょう。難しいことはありません。毎日寝る前の数分間、バラ型にした手を枕にうつ伏せになるだけ。硬くなった背中がほぐれて心と身体が解放されます。「今よりもっと美しくなる」と信じてリラックス。そのなかで感じた小さな変化を大切にしましょう。

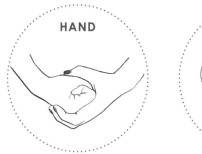

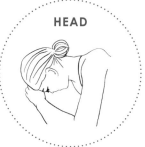

① うつ伏せの状態で両手を丸めて
バラの花を作る。ひざは軽く曲げ
て浮かせる

② 両ひじを横に開いてバラの花の
上におでこを預ける

③ バラの花を内側から押し広げる
ように胸を広げる。

④ 背中に意識を向け、背中に酸素
を送り込むようなイメージで深い
呼吸を繰り返す。のどを開いて、
目を柔らかく、口を緩める

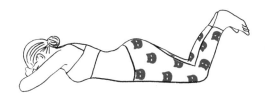

さらに効果UP！

効果UP!

1. うつ伏せになってひじを開き、
ローズハンドの上におでこを乗せる

2. 顔をリラックスさせて、背中を膨らませる

3. 吸う呼吸でひざを曲げて前に押し、吐きながらそ
れと反発するように腰を後ろに。胴体を長くする

4. 一度息を吸ってから吐く呼吸でひざから下を45度倒し、背面をさらに開く。
吸って正面に戻し、吐きながら反対側に45度倒す。吐くときに背中が膨らん
でいることを感じる

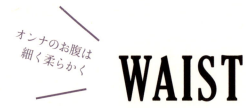

WAIST

滑らかにくびれたウエスト

無駄なお肉が一切ないシャープなウエスト。
憧れる人も多いかもしれませんが、
セクシーさに欠けて男性受けはイマイチ。
ブヨブヨはNGですが、触ると柔らかく、
美しくくびれているのが理想です。

伸ばすことで引き締まる、今までにない腹筋運動

ヨガでは、丹田（おへその10センチほど下）に第2チャクラがあると考えます。第2チャクラは、感受性や情緒のバランス、女性の色気を司るところ。ここを活性化させると、セクシャリティが増し、精神的に強くなったり、内に秘めた創造性が解放されたりします。あなたを行動させ、豊かな感情と官能に火をつけるのです。また、第2チャクラを浄化すると、ストレスやトラウマから解放され、身体から毒素が排出されます。心と身体が軽く、無理のない安定した状態に導いてくれるのです。そのためには、お腹にたまったエネルギーを水のように流すことが必要です。

ヨガの経験がない人には少し難しいですが、ヨガには「バンダ」（堰=せき）という概念があります。バンダは3つあり、骨盤底の「ムーラバンダ」、おへそあたりの「ウディヤナバンダ」、のどの「ジャーランダラバンダ」です。この3つのバンダを使い、お腹にある気を増幅させるのですが、このときバンダ

を締めて硬くして、気をせき止めるのがいいと解釈されることがあります。しかし、そのようにアプローチすると、肝心の気の流れが止まってしまうのです。ねこYOGAでは、逆にバンダを強く張って解放します。そして、お腹や胸を大きく広げて気を取り入れます。気を循環させることを重視します。

　話が難しくなりましたが、「しなる弓形」は骨盤を後ろに引き、胸や肋骨を膨らませて胴体を長く伸ばします。これがまさに気の巡りをよくするポーズですから、新しく覚えることはありません。ねこYOGAを続けるだけで身体の内側から色っぽくなります。同時にウエストがコルセットをつけているかのようにキュッと引き締まります。細く柔らかい女性らしいウエストを手に入れましょう。

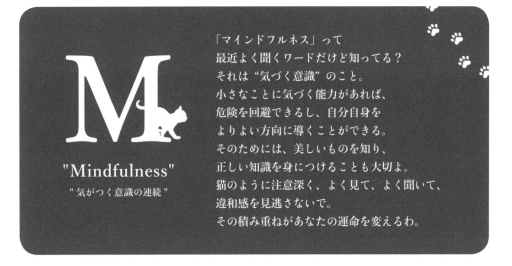

ワンランク上のオンナになる
猫さまの教え A to Z

"Mindfulness"
" 気がつく意識の連続 "

「マインドフルネス」って
最近よく聞くワードだけど知ってる？
それは"気づく意識"のこと。
小さなことに気づく能力があれば、
危険を回避できるし、自分自身を
よりよい方向に導くことができる。
そのためには、美しいものを知り、
正しい知識を身につけることも大切よ。
猫のように注意深く、よく見て、よく聞いて、
違和感を見逃さないで。
その積み重ねがあなたの運命を変えるわ。

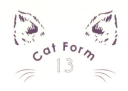

Let's try!

ラクにウエストが引き締まる

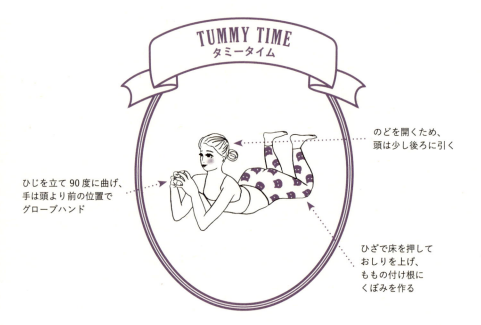

のどを開くため、頭は少し後ろに引く

ひじを立て90度に曲げ、手は頭より前の位置でグローブハンド

ひざで床を押しておしりを上げ、ももの付け根にくぼみを作る

腰に負担がかからないから女性向き

　ぽっこり出た下っ腹や、腰回りにまとわりつくお肉に悩んでいる女性は多いはず。くびれたウエストを手に入れるべく、筋トレを繰り返して割れた腹筋を目指す人もいます。ですが、ムキムキのお腹は男性ウケがよくないうえに腰を痛めやすく、女性には向いていません。ねこYOGAの腹筋ポーズ「タミータイム」は筋力が少ない女性にもカンタンで、腰に負担をかけません。うつ伏せ寝した赤ちゃんのポーズをとり、お腹を前後に伸ばしていきましょう。マインドフルに身体を使うことで、ウエストが細く、小さく引き締まっていきます。

1.

2.

3.

1. うつ伏せになり、手は軽く身体から離して手のひらを床につける

2. ひじを立てて90度に曲げ、手を頭より前に出して両手をグローブハンドに。ひざを曲げて床と垂直にする。足首も曲げながら、足の指先はそらないように力を抜いて軽く丸める

3. ひざで床を押しておしりを上げる。同時に腰をさらに湾曲させ、ももの付け根にくぼみを作る。ひじを使って上半身を前に伸ばし、上体を起こして頭を少し後ろに引く

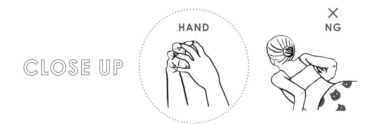

CLOSE UP　HAND　×NG

　ウエストに効く「タミータイム」をするときは、両手で地球儀を作り「グローブハンド」の状態にしましょう。指先は軽くしながら、手のひらのくぼみを深め、美しい球を作ることを意識することで、心に調和がもたらされます。また、二の腕のシェイプアップにも効果的です。上体を起こすときに肩甲骨が寄らないように注意しましょう。肩甲骨は常に外側に開き、背面に無理なシワが寄らないようにします。

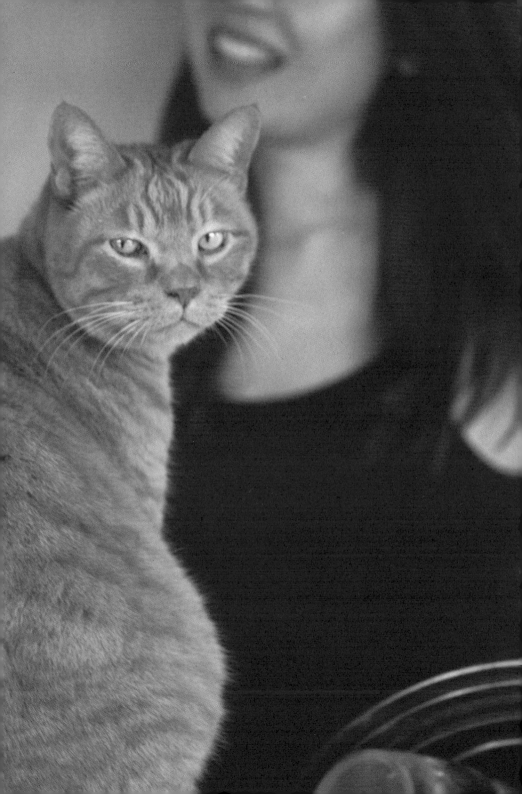

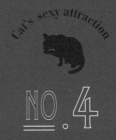

NO.4

SEXY LOVE

セクシーな恋愛

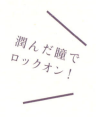
潤んだ瞳で
ロックオン！

ATTRACTIVE EYES

目力アップ！

ミステリアスな猫の瞳は、
猫好きの心をくすぐるポイント。
ねこYOGAでプラーナを充実させれば、
目力は飛躍的にアップします。
印象に残る瞳にしましょう。

黒目が大きく、濡れて印象的になる

「目は口ほどにものを言う」といいます。特に恋愛では、目は口以上に雄弁です。狙っている人がいるときは、おしゃべりを謹んで、潤んだ瞳でちょっと長めに見つめてみましょう。それだけで気持ちが伝わります。

目力をアップさせるのはプラーナ（気）です。気が充実すると、瞳が大きく開いて黒目が大きくなります。また、ポジティブな感情や思考を抱くと白目が澄んで黒目がハッキリとしてきます。目がキラキラ輝き、相手を惹きつけるパワーが生まれるのです。そのためには、心と身体のなかにある不純物を流し、自分自身で浄化することが必要です。これをヨガでは「シャウチャ」（洗浄）と言いますが、下記のような方法ですることができます。

① エクササイズで身体と心を整える
② お風呂に入り身体を清潔に保つ
③ 洗濯された衣服を着る
④ 部屋を掃除する
⑤ 清潔な食べ物を食べる
⑥ 輝いている人たちと付き合う

　自分の小さな世界に閉じこもらずに、人と想いを共有することは心を浄化させます。身の回りの人の幸福を喜んで分かち合い、ステキなことをしている人がいればお手本にしましょう。ただし、よくないことをしていると思っても、わざわざ忠告をする必要はありません。人それぞれ考えが違うのです。必要以上に関心を持たずに、そのことから距離を保つことも大切です。

ワンランク上のオンナになる
猫さまの教え AtoZ

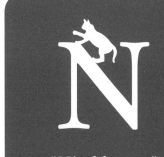

"Nimbleness"
"素早く、機敏に"

ちょっとしたことで落ち込んでない？
いつも上手くいくはずないんだから、
失敗して当然。落ち込む必要なんてない。
まあ、心がザワつくのはしょうがないから、
そんなときは「いつものあれ」をやるの。
猫が毛づくろいしたり爪を研いだりあくびしたり
するのと一緒。シュンとした気持ちを
「いつものあれ」をすることでごまかすの。
映画を観たり、好きなカフェに行ったり。
気分を切り替えるスイッチを持っていると、
いい運を掴みやすいオンナになるわ。

リフレッシュして瞳が輝く

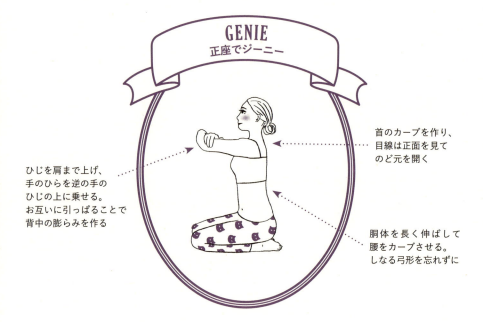

GENIE
正座でジーニー

ひじを肩まで上げ、
手のひらを逆の手の
ひじの上に乗せる。
お互いに引っぱることで
背中の膨らみを作る

首のカーブを作り、
目線は正面を見て
のど元を開く

胴体を長く伸ばして
腰をカーブさせる。
しなる弓形を忘れずに

目の周りの血流を上げて疲れを癒す

　現代人の目は長時間PCやスマホのブルーライトにさらされています。これは、白目を濁らせる原因の1つ。目に疲れを感じたら、正座で「ジーニー」をして、軽く瞑想してみましょう。硬くなった身体の背面を解きほぐし、呼吸を整えます。心を空っぽにしましょう。リセットしたら、「楽しいこと」「うれしいこと」を生活のなかに取り入れていきましょう。そうすることでドーパミンが分泌されて、目の粘膜がキラキラと輝き出します。また、瞑想のあとは右ページの「猫の目マッサージ」をすると、目の周りの血流がアップしさらに効果的です。

疲れたときにエナジーチャージ！
猫の目マッサージ

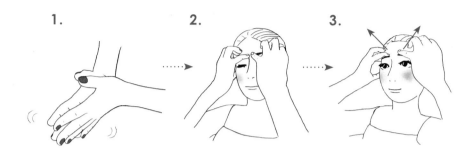

1. 火を起こすように手のひらを素早く擦って温める（ヨガではこの温かさを生命活力エネルギーと呼ぶ）

2. 手を半球型のドームハンドにして、小指が眉間にくるように目の周りに添え、手のエネルギーを感じる

3. 手をVの字を描くようにおでこへと引き上げていく。これにより目元の緊張が取り除かれて、くっきりとした目に。お風呂の中や寝る前にやると効果的

表情が豊かになるエクササイズ
ライオンの呼吸

目を見開き、口も大きく開けて舌を思いきり前に出しながら、「ハァー」と声を出して息を吐きます。ライオンになったつもりで威勢よくやり、お腹のなかにある余計なものを出し切りましょう。このポーズはインドでは視力矯正のために行われています。目に効くとともに、のどの痛み、初期の風邪にも効果的。日頃あまり使わない表情筋を動かして、表情をイキイキさせてくれます。元気も出てくるので、自分に自信のない人は毎日鏡を見ながらやるといいでしょう。

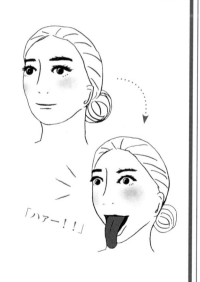

「ハァー！！」

密かなセクシーポイント

SEXY SCRUFF

色っぽい首すじ

スラリとした首すじや、キレイなうなじは、
女性らしさを感じるセクシーポイント。
「自律神経を整える」という
超重要な役割も担っています。
しっかり整えて健康美を作りましょう。

首の歪みを直すと、全身の不調が改善する

　現代人の首に深刻な異変が起きていることを知っていますか？　本来、首は自然なカーブを描いているものなのですが、PCやスマホをうつむき姿勢で見続けることにより、首の骨が「ストレートネック」と呼ばれるまっすぐな状態になってしまいます。これが慢性的な頭痛や首痛、肩こりの原因に。さらに進行して、首の付け根に走る自律神経を刺激するようになると、めまいや胃腸機能の低下、冷えや不眠、うつなど全身のさまざまな不調を引き起こします。また、自律神経は「食欲」もコントロールしているので、ダイエットを成功させるためには首を安定させ、自律神経を整えることが重要です。

　自分の首の状態が分からないという人は、足裏に着目してみましょう。ストレートネックになると重心が偏るため、足裏にトラブルが出やすくなります。外反母趾、扁平足、巻き爪や足裏にタコがある人、立っているときに足の指が浮いてしまう人は要注意！　ストレートネックにより身体が歪んでいる可能性が高いです。逆

に、足裏の不安定さが首に負担をかけることもあります。足と首は一緒に整えていくことが大切なのです。

現在の医療では、ストレートネックに対応するこれといった治療法はありません。姿勢を正し、本来の首のカーブを取り戻すことが唯一の根本的な解決法。足裏を動かし、身体のカーブを意識しながら背中側まで鍛えるねこYOGAはストレートネック対策にぴったりです。

ねこYOGAのポーズで胸を膨らませて腰と首のカーブをリセットしましょう。「しなる弓形」が、前側ばかり硬くなっている首と噛みしめるあごを解放し、美しいラインを取り戻してくれます。

＼ ワンランク上のオンナになる ／
猫さまの教えAtoZ

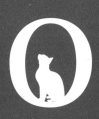

"Optimism"
" いつでも楽観的 "

ネガティブなオンナになっちゃ絶対にダメ。
自分だけじゃなくて、周りまで暗くして、
悪循環を引き寄せるわ。
ネガティブさは諸悪の根源なの。
どんなこともまずはポジティブに捉える。
そのあと「本当に大丈夫かな？」って
疑ってみるのがオトナのスマートな考え方。
行き過ぎた謙遜や遠慮もよくないわよ。
「そんなことないです」が口癖になってない？
褒められたら素直に「ありがとう」。
輝くオンナは受け取り上手なのよ。

Cat Form 15

Let's try!

固まった首を解きほぐす

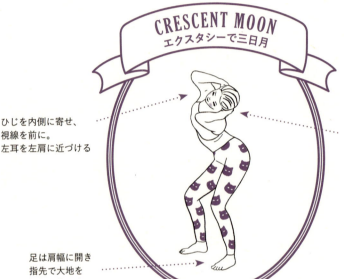

CRESCENT MOON
エクスタシーで三日月

ひじを内側に寄せ、
視線を前に。
左耳を左肩に近づける

右の肋骨を右に
スライドするように
持ち上げる

足は肩幅に開き
指先で大地を
掴むように立つ

首の筋肉を全方向にストレッチ

　三日月のように、身体を左右に大きく湾曲させるこのポーズは、凝り固まった首を、肩や背中とともに気持ちよく伸ばしてくれます。また、後ろから指先で頭を支える手の動き（エクスタシー）を組み合わせることにより、普段あまり使われない首の後ろ側の筋肉を鍛えることができるので、首の筋バランスが整います。ポーズ中は首とセットで考えたい足裏の状態も意識してみましょう。自然と全身のバランスが整います。デスクワークの途中で首が疲れたときなどは、イスに座った状態で行うのもあり。血流が上がり、気持ちがリフレッシュします。

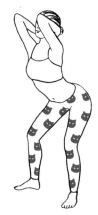 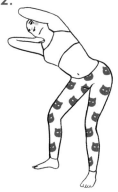 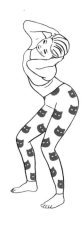

1. アースポジションから両手をドームハンドにして親指を首の付け根に当て、指先で後頭部を繊細に包み込む。手のひらはつかないように。ひじは常に前を向き、開かないように注意する。息を吸って手で頭を前に押す。反対に頭は後ろに引き、手を押し返し、ひじから手首までを床と平行に上げる

2. 息を吐きながら右側に身体を曲げ、右の耳を右肩に近づける。同時に左の肋骨を左にスライドさせて上半身を持ち上げる。息を吸って上体をセンターに戻す。手と頭は常に反対方向に押し合って首裏の筋肉を強化する

3. 息を吐きながら同様に左側に身体を曲げる。足は指先で地面を掴むように立つ。指先が地面から離れないように

CLOSE UP

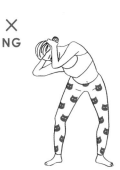

身体を曲げたときにひじが開かないように注意しましょう。ひじは常に前に、できるだけ内側に寄せることで肩甲骨がしっかりと開きます。また目線は常に前を向き、上を見たり下を見たりしないように気をつけましょう。ポーズ中の安定感は、大地を踏みしめるように掴む足指と、しっかりとした腰のカーブが導きます。首から胸にかけての背骨のラインが床と垂直になるように、上半身を立たせましょう。

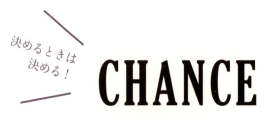

CHANCE

恋の勝負のとき

何かと大騒ぎする子どもの恋愛はもう卒業。
大人の恋愛は、静かな観察から始まります。
少しずつ間合いを詰める猫のように、
相手を知るとともに近くなる距離感。
そして、絶好の機会は決して見逃しません。

恋愛巧者は、不用意に動かずに相手を観察する

　狙っている彼との待ちに待ったデートの日、理想の男性との合コンの夜、片思いにケリをつける告白の瞬間…。恋愛には勝負しなくてはいけないときが訪れます。このときばかりは絶対に外さずに、華麗なゴールを決めたいものです。

　勝負のときは、「心のなかは情熱で燃えていながら、頭はスッキリと冷静」という状態がベスト。決して力を抑えるのではなく、100パーセントの燃え上がる力と100パーセントの冷静さが同時に働くことで、調和して研ぎ澄まされている状態です。極めて高い集中状態になったアスリートが「ゾーンに入る」と言いますが、それと近いかもしれません。このような状態をねこYOGAでは"ダイナミックバランス"（動的脈動）と呼びます。

　恋愛の場面では、命が尽きても愛し続けられるくらい強い想いを燃やしながら、それと同じだけ相手を観察することに力を注ぎましょう。一番いけないのは、結果を急いで相手をコントロールしようとすること。そうすれば、二人の歯車はす

ぐに狂い始めて相手は逃げていきます。

　焦る気持ちをぐっとこらえて、相手を自由にさせておくことで、相手の人となりや感情の変化を感じます。猫のように、何気ないふりをしながらちゃっかり相手を観察し続けるのです。そうすれば、「勘」が働いて、恋愛を成就するために、いまあなたが何をして何を言えばいいのか見えてくるはずです。少なくてもプレッシャーで自爆することはなくなるでしょう。そして、あなたにできる努力をし続けながら、絶好の機会を伺いましょう。

　いまがそのときと思ったら、猫が獲物を捕えるときのように、瞬敏に飛びかかりましょう。運を天に任せて、その恋愛に自分を賭けるのです。

ワンランク上のオンナになる 猫さまの教え A to Z

P "Positive Attitude" "前向きな態度"

いいオンナは決して過去を振り返らないの。
今の彼と昔の彼を比べたって、何の意味もない。
だって、私たちには今しかなくて、
未来に向けて進んでいくしかないんだから。
何もかもイヤになる日もあるけれど、
下を向かずに顔を上げて。
組んだ腕を解いて、閉じた胸を開いて、
慎重に足場を確認しながら、
ゆっくりと一歩前に足を踏み出して。
歩くことは生きていること。
歩くことで生きていけるの。

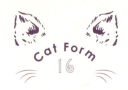

Cat Form 16

Let's try!

恋愛の「勘」が良くなる

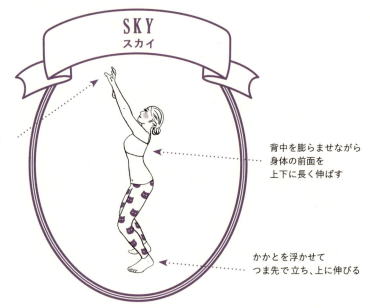

SKY スカイ

手はドームハンドに
してV字を描くように
腕を上げる

背中を膨らませながら
身体の前面を
上下に長く伸ばす

かかとを浮かせて
つま先で立ち、上に伸びる

基本の「カタ」を身につければ「勘」が冴える

　恋愛でも仕事でも、勝負のときには「勘」が頼り。考えて行動していると機会を逃してしまいます。そして、「勘」を磨くには、基本の「カタ」を徹底的に叩き込むことです。恋愛なら相手のことを観察して、口癖や趣味趣向を熟知しておくといいでしょう。仕事なら基本のルーティンをしっかりと身につけます。無邪気に空をつかむ「スカイ」は、心に活力を与えてくれるとともに、ねこYOGAの「しなる弓形」をリマインドさせてくれるポーズ。いつもの自分を取り戻すことができます。最近勘が鈍っていると感じたら、ぜひトライしてみましょう。

1.

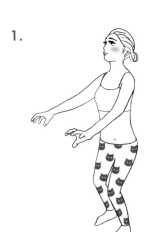

2.

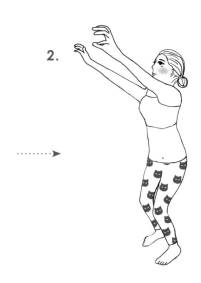

1. 足を肩幅に開き、指先で地面をつかむようにアースポーズで立つ。手は、指先を軽くして半球を作りドームハンドにする

2. Vの字を描くように腕を上に伸ばす。「しなる弓形」をキープしながら胴体を長く、かかとを浮かせてつま先立ちに。首のカーブを保ったまま、肋骨を持ち上げるように軽く後屈する。目線は少し上

NEKO YOGA MEMO

🐾 ハートに活力を与えてトキメキやすくなる

🐾 強すぎる想いを軽くし、いつもの自分を取り戻す

🐾 繊細さを感じ、優しい気持ちになる

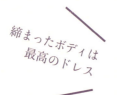

FASTION

質で勝負するファッション

モデルが着るとデニムとTシャツが
急におしゃれに見えてくるように、
美しいボディーは、最先端のルックより
ずっと効果のあるファッションアイテム。
永遠の財産になってくれます。

カラダを磨くのが1番、その次にセンスを磨く

　何を着て寝るかの質問に「シャネルのN°5を数滴」と答えたのはマリリンモンローです。20世紀を代表するセックスシンボルとして名を残す、彼女らしい名セリフ。なかなか言えるものではありませんが、裸至上主義なのは実はヨガも一緒です。ヨガでは人は生まれながらの姿が最も美しいと考えます。年を重ねるほど身についていく、悪癖や思い込み、偏った教育から解放され、本来持っていた魅力を取り戻していくのがヨガの目的です。あれこれと着飾るよりも、肉体と精神を磨き抜くこと。それが本当の美しさへのアプローチと考えるのです。

　とはいえ、裸で出歩くと捕まってしまいますから、何か着なければいけません。それにファッションは自分を表現するツールでもあります。流行に振り回されることなく、街に出て、旅をして、恋をして、たくさんのものを吸収しながら、あなたの魅力を引き出すファッションを勉強しましょう。

　例えば、美しいボディーラインを際立たせるには、タイトなシルエットやシン

プルなデザインが有効です。顔色や髪色に合った色、骨格に合ったフォルムを選ぶと着る人の個性がいい意味で引き立ちます。粗悪なものを避け、質の高いものを見極める目も養いたいもの。そして、自分に似合うアイテムを上手に組み合わせるコーディネイトのセンスも必要です。

同時に、ねこYOGAで心と身体を鍛え上げることを忘れないようにしましょう。モデルたちがそうであるように、身体が美しければ、安い服も高く見えるものです。一番ダサいのは、高級ブランドや高級ジュエリーで飾り立てて、中身は空っぽな女性。永遠の財産になる、心と身体を高めることにお金と時間を使いましょう。

ワンランク上のオンナになる
猫さまの教え A to Z

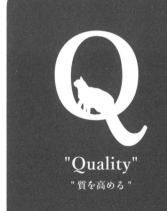

"Quality"
"質を高める"

社会人としての経験を積んだら、仕事をこなしているだけじゃダメ。質を上げていかなきゃいけないわ。どうすればいいのか困る人もいるかもね。質を上げるには、細かい部分に着目するの。それで、「おや？」って思うところがあれば、別のやり方がないか考えてみて。細部にこだわることが質の高さを生むのよ。それから、「理想を描く」ことも大切。たくさんのものを見て、お手本を探して。豊かなイメージがあなたを導いてくれるわ。

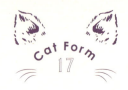

Cat Form 17

Let's try!

身体の質を高めるトレーニング

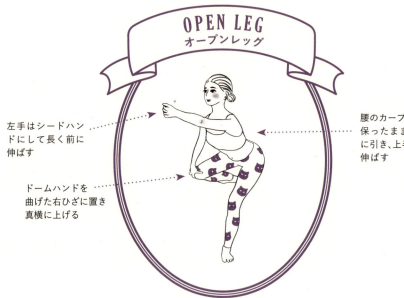

OPEN LEG
オープンレッグ

左手はシードハンドにして長く前に伸ばす

ドームハンドを曲げた右ひざに置き真横に上げる

腰のカーブを保ったまま腰を後ろに引き、上半身を前に伸ばす

繰り返しトライすることでバランス感覚が身につく

　「オープンレッグ」は片足のポーズ。いままで以上にバランス感覚が必要になるので、集中してトライします。最初は難しいかもしれませんが、足の指の状態、バランスを崩すポイントなど、自分の状態を注意しながらポーズを重ねていくうちに自然とできるようになります。上手くできたときは、身体の調和がとれた状態なので、しっかり覚えておくようにしましょう。「オープンレッグ」を習得していく過程自体が、身体の質をワンランク上げるレッスンです。磨き上げられた金属が輝くように、自分の身体をバージョンアップさせましょう。

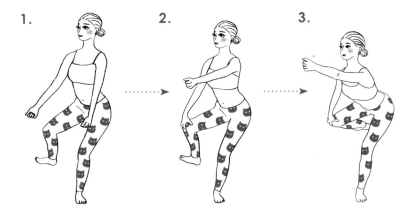

1. アースのポーズから、上半身はそのままに右足を上げ、ひざを外に開く

2. 左腕をまっすぐ前に上げながら、右手をドームハンドにして右ひざに置く。指先と右ひざで互いに押し合う

3. 腰のカーブを保ちながら上半身を前に伸ばす。左腕はさらに前に伸ばし、右ひざも前に出しながら、できるだけ足を真横まで上げる。右足の足首は曲げたまま、指先も自然と曲げる。反対も同様に繰り返す

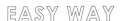

EASY WAY

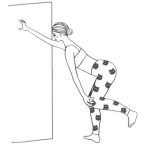

バランスをとるのが難しい人は、前の手を壁について身体を支えながらエクササイズしてみましょう。このとき、手のひらをベタっと壁につけないように。ドームハンドで壁にタッチします。姿勢が崩れがちなので、腰のカーブを意識して上半身を長く伸ばしましょう。ウエストが引き締まると同時に、ヒップアップにも効果的なポーズ。スタイルがアップして、幅広いファッションを楽しめるようになります。

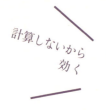

TACTICS OF LOVE

駆け引き上手

大人の恋愛は「つかず離れず」。
お互いの世界を尊重しながら、
相手とちょうどいい距離を保とうとすると、
自然と駆け引き上手になります。
オンナは正直になればなるほど魅力的です。

変わっていく二人の関係を楽しむ

　恋愛の駆け引きは、猫から学びましょう。基本的に単独行動の猫ですが、他の猫たちとも上手にお付き合いします。犬同士ほどケンカもしませんし、実はコミュニケーション上手なのです。

　猫のコミュニケーションは「つかず離れず」がモットー。お互いを尊重し、協調しながらも自分の世界を大切にします。他の猫たちのことを視線の端でしっかり見ていますが、やたらに絡んだりしません。仲良くなるときも、時間をかけて少しずつ。こうして平和的な空気を作り出していきます。

　大人の女性の恋愛は、自分と相手のちょうどよい距離感を探し続けることが大切です。人は歳を重ねるとともに心も身体も変わっていきます。接近したり離れたりしながら、変わり続ける二人がいまちょうどいい間合いを見つけていくので

す。二人の関係性を決めつけて「昔は◯◯してくれたのに!」なんて、怒っているのは子どもの恋愛。そろそろ終わりにしましょう。

　好きな相手に違和感を感じたら、自分の心が平穏でいられる場所まで距離を取りながら、相手のことを見守ります。無理をしてまで一緒にいる必要はありません。あなたの心が平和で幸せな状態であれば、そのこと自体が相手にいい影響を与えていきます。逆に、好きな人に正直に好きと伝えることはとても大切なことです。自然と近づいていきましょう。

　恋の駆け引きとは、言葉巧みに相手をコントロールすることではなく、二人のちょうどいい間合いを保つこと。その絶妙な距離感が、あなたと相手に安らぎとほどよい緊張感をもたらし、愛を長持ちさせてくれます。

　ちなみに、結婚はゴールではありません。二人の関係を固定化させすぎると気持ちが破綻します。結婚しても、変わり続ける二人の関係を楽しみましょう。

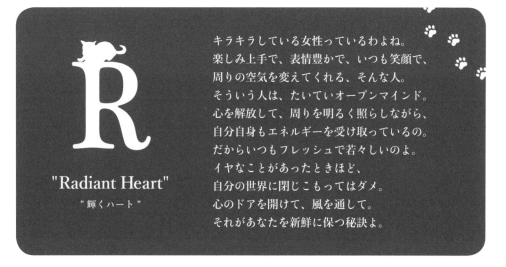

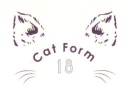

Cat Form 18

Let's try!

ナチュラル小悪魔になる

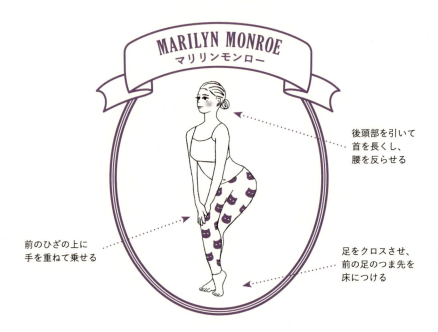

MARILYN MONROE
マリリンモンロー

後頭部を引いて
首を長くし、
腰を反らせる

前のひざの上に
手を重ねて乗せる

足をクロスさせ、
前の足のつま先を
床につける

女性らしく、自分らしく輝く

「マリリンモンロー」のポーズは、なまめかしい動きでセクシーな身体つきを作り出すとともに、心を解放し軽くしてくれます。彼から「重い」と言われたりしていませんか？ また、ケンカばかりしていませんか？ 心当たりがある人は、このポーズで心のなかに溜まった澱（おり）を流してあげましょう。正しいアライメントに身体を調整していくことで、自分のことと相手のことがしっかりと見えてくるようになります。押すべきか、引くべきか。その答えは自分で導き出せるはずです。駆け引き上手を目指しましょう。

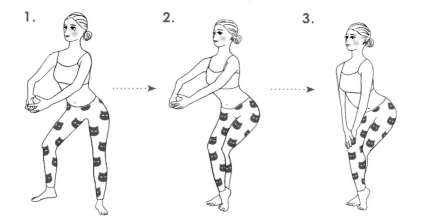

1. アースポジションから、手をおへその前に伸ばす。両手を合わせてグローブハンドに。目線をまっすぐにして、背中を膨らませる

2. 足をクロスして右足を左ひざに乗せ、右足のつま先を床につける。両方のひざが前を向くようにして、腰を後ろに引く

3. 両ひじを伸ばして右ひざの上に重ねて置き、後頭部を引いて首を長くキープ。ひざは前を向いたまま、胸を持ち上げて腰を反らせ、ひざを前におしりを後ろにつき出す。反対側も同様に

「エクスタシー」でさらにセクシーに

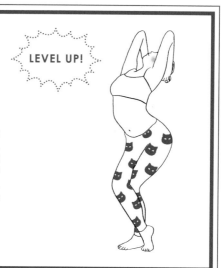

LEVEL UP!

余裕がある人は、さらにポーズの強度を高めていきましょう。上の3の状態から、手の親指を首の付け根にあて、指先で繊細に後頭部を抱える「エクスタシー」のポジションにして、ぐっと後ろに反らせます。このとき、脇と背中を膨らませて、腰を伸ばすためひじは内側に寄せて開かないようにしましょう。

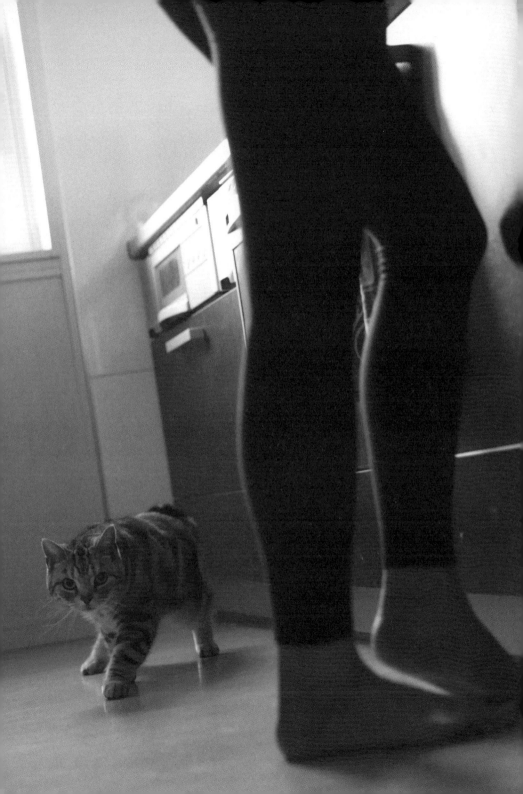

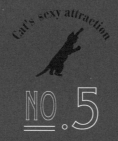

BOWSPRING LIFESTYLE

バネのあるライフスタイル

沈黙を恐れない

HOW TO SPEAK

大人のオンナの話し方

いつでもどこでも女子会ノリで、
おしゃべりが止まらないのは、
色っぽくありません。
大人のオンナは沈黙を味方に。
謎めく部分を残しておきましょう。

無言のアピールが一番効果的

　会話のなかで、「え〜！」「うそ〜!?」「ありえな〜い！」などのフレーズを、話しの合いの手として使っていませんか？　このような相づちには、否定的なニュアンスが含まれているので、特に相手が男性の場合、内心「バカにしているの？」と感じている可能性が。「ふーん」とか「へぇ」などの感嘆詞や語尾を伸ばす表現も子どもっぽくて色気がありません。気になる男性の前や公の場所では、そのようなフレーズは封印しましょう。

　相づちは、常に言葉が必要なわけではありません。むしろ、無音・無言であるほうがしっかりと気持ちが伝わったりします。相手の話の内容に肯定的なら微笑んで首を軽く縦に振ればいいですし、驚いているなら表情にします。共感できないことなら少し首をかしげていれば十分。大人の女性は、心の声をいつも口に出したりしません。沈黙を恐れずに、あえてときどき取り入れます。その方がミステリアスで相手を惹きつけますし、不用意な言葉で誰かを傷つけることもなくな

ります。いつも静かな猫のように無言のアピールを身につけましょう。
　人と会話をするときは、こんなところに気を配れるとステキです。

① 真実に基づいた意見か（思い込みで話しをしていませんか？）
② 伝える必要性があるか（その情報、相手は欲していないかもしれません）
③ 今言うべきタイミングか（あとで話した方がスムーズに聞いてくれるかも）
④ 表現が適切か（言い方に優しさが込められていますか？）

　言葉は毒にも薬にもなります。他人に投げかける前にひと呼吸おいて、自分のなかで言葉を反芻する余裕を持てるといいですね。

＼ ワンランク上のオンナになる ／
猫さまの教え A to Z 🐾

S
"Studentship"
"常に謙虚"

「賢者は歴史に学ぶ」って本当よ。
過去があるから今があるし、
今があるから未来があるの。
親や先輩の言うことを「時代が違うから」なんて、
無下にするのは、おバカさんのやること。
過去をよく知っている年長者の教えは、
しっかりと聞いておいた方がいいわ。
それを、今の時代にアレンジして、
発展させるのが賢い大人の選択。
いつも謙虚なマインドが、
あなたを正しい道に導いてくれるはず。

Let's try!

表現力の高い身体を作る

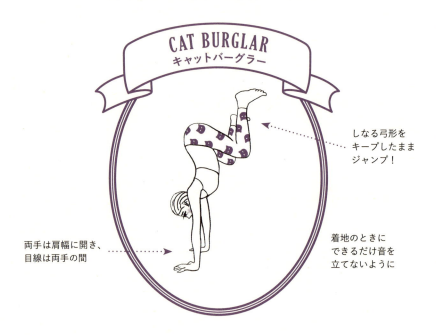

CAT BURGLAR
キャットバーグラー

・・・▶ しなる弓形を
キープしたまま
ジャンプ！

両手は肩幅に開き、
目線は両手の間 ・・・▶

着地のときに
できるだけ音を
立てないように

頭でっかちだとコミュニケーション下手になる

猫は、身体をスリスリして甘えたり、何かと邪魔をしたり、じっと見つめたりして、鳴くこと以外でも気持ちを表現します。私たちも、猫を見習って言葉以外の表現方法を学ぶとコミュニケーション上手になります。例えば、アイコンタクト。大事なことはしっかりと相手の目を見て話し、近すぎる場合は目線を縦に外します。品を損なわない程度のジェスチャーも効果的です。無言の「間」を使って会話にリズムを作るのもいいでしょう。言葉ばかりにとらわれず、ねこYOGAで身体をほぐして、ボディーランゲージを磨きましょう。

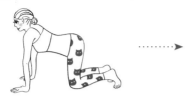

1. アースポーズから四つんばいに。このときに下を見るとしなる弓形が失われるため、前を見続ける。上半身は長く、腰のカーブをキープする

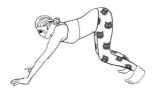

2. ひざを浮かせて、おしりを肩より上に持ち上げ、クラウチングキャットのポーズをとる。肩甲骨を外側に開き、背中を膨らませる

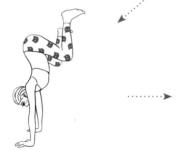

3. 両手の間を見つめ、軽くひざを曲げ、両ひじを伸ばしてジャンプ。無理に高く飛ぶ必要はない

4. 両手の少し後ろ、やや外側に着地。このときできるだけ音を立てないように気をつける。繊細な身のこなし、腰のカーブを保つ

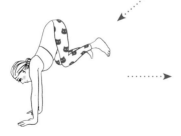

5. 両手を床につけたまま今度は最初のクラウチングキャットの位置へと後ろにジャンプ！

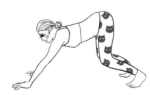

6. 足を繊細に使い指先から着地。しなる弓形をキープしながらできるだけ音を立てないようにする。この動きを数回繰り返す

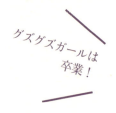
グズグズガールは卒業！

MENTAL CONTROL

感情をコントロールする

落ち込むことは誰にでもあるもの。
大事なのは、いかに早く
気持ちを切り替えられるか。
困難のときにこそ、
大人のオンナの度量が試されます。

思い通りにいかないからこそ楽しい

　仕事や恋愛のなかで落ち込んでしまうことってありますよね。人は、自分が思い描いた通りにいかないときにストレスを感じますが、とりわけ何かを犠牲にしてまで頑張ってきたことが上手くいかないと、心が折れそうになります。そんなときに気持ちを切り替えるにはどうしたらいいのでしょう。

　ねこYOGAでは、この世を「神さまの戯れ」と捉えます。いいことも悪いことも、神さまの気まぐれで起きるので、予測することはできません。ときには「まさか！」と思うような出来事もあります。そのような予想外の出来事が起きることを最初から織り込み済みにしておきましょう。上手くいかないときには「今度はこういうトラブルがやってきたな」と俯瞰（ふかん）して捉えるのです。そうすれば、落ち込んでいるよりも、どう乗り越えるかという方に意識が働くようになります。

それでも、落ち込んでしまうことはあると思います。そんなときは下記のような状態に身を置くことでメンタルが切り替えやすくなります。

① **ある行為に没頭する**：習い事でも料理でもOK。奉仕活動など世の中のためになることであればより効果的です

② **歌や踊りに夢中になる**：コンサートに行ったり、カラオケで歌ったり、クラブで踊ったりして、音に身をゆだねます

③ **本を読んだり勉強して自分を高める**：新しい知識や知恵を学ぶことでステージが上がり、同じ物事でも違う見方ができるようになります

④ **無心でねこYOGAのポーズをとる**：身体を動かし、それを感じることに没頭します。身体にパワーと柔軟性が出ると心も強くなります

⑤ **座禅をする**：伝統的なヨガのメンタルコントロール法です。座禅をして、ボーっとした時間を過ごすことで心が落ち着きます

ワンランク上のオンナになる
猫さまの教え A to Z

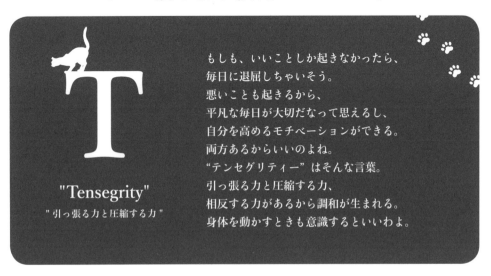

"Tensegrity"
"引っ張る力と圧縮する力"

もしも、いいことしか起きなかったら、
毎日に退屈しちゃいそう。
悪いことも起きるから、
平凡な毎日が大切だなって思えるし、
自分を高めるモチベーションができる。
両方あるからいいのよね。
"テンセグリティー"はそんな言葉。
引っ張る力と圧縮する力、
相反する力があるから調和が生まれる。
身体を動かすときも意識するといいわよ。

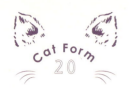

身体のアラート機能を高める

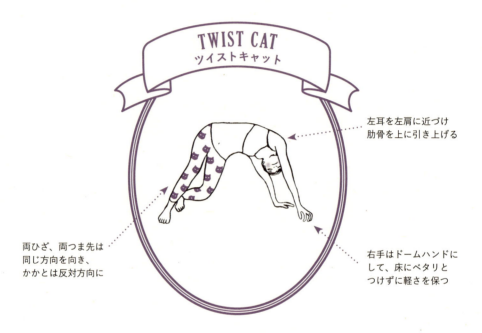

TWIST CAT
ツイストキャット

左耳を左肩に近づけ
肋骨を上に引き上げる

両ひざ、両つま先は
同じ方向を向き、
かかとは反対方向に

右手はドームハンドに
して、床にペタリと
つけずに軽さを保つ

俊敏さを磨いてトラブルを回避する

　真面目すぎると小さな出来事に一喜一憂してしまいます。どんなことにも"遊び"が必要。マイペースな猫のように、人に迷惑をかけない程度にわがままを通せばいいのです。でも、もしトラブルが発生しそうになったら素早く対応。機敏に動いて身を守ります。楽観的でありながら、状況を冷静に観察する目は常に光らせておくことが大切です。

　トラブル発生時の俊敏な切り返しは、「ツイストキャット」のひねる動きで身につきます。猫のように、華麗に身を翻して危険から逃れましょう。

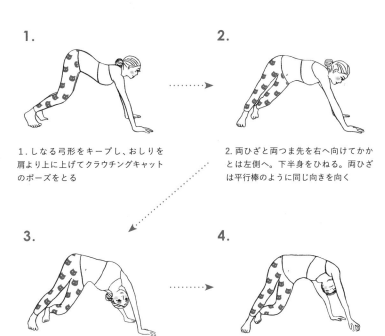

1. しなる弓形をキープし、おしりを肩より上に上げてクラウチングキャットのポーズをとる

2. 両ひざと両つま先を右へ向けてかかとは左側へ。下半身をひねる。両ひざは平行棒のように同じ向きを向く

3. 左の耳を左の肩に近づけ、右の肋骨を上に持ち上げて山なりになる

4. 右手を指先立ちのドームハンドにして床に軽くつける。さらに左耳を左の肩に近づけ、右の肋骨を持ち上げる。身体をより軽く感じる。逆側も同様に

LEVEL UP!

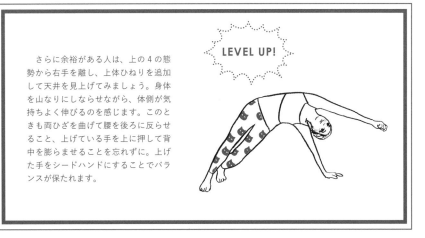

さらに余裕がある人は、上の4の態勢から右手を離し、上体ひねりを追加して天井を見上げてみましょう。身体を山なりにしならせながら、体側が気持ちよく伸びるのを感じます。このときも両ひざを曲げて腰を後ろに反らせること、上げている手を上に押して背中を膨らませることを忘れずに。上げた手をシードハンドにすることでバランスが保たれます。

GOOD SLEEP

質の高い睡眠

ガサガサお肌でミス連発。
気分も優れず、優しい言葉も出てこない…。
睡眠不足はオンナのアラを暴露します。
高い美容液を買うよりも、
寝具にこだわってぐっすり眠りましょう。

睡眠の質を上げる、5つのポイント

よく寝た朝は、お肌がプリっとして血色がよく、化粧のりもよくなります。これは睡眠中に分泌される成長ホルモンが、肌の新陳代謝や血行を促進させるため。美肌を維持し、シワやシミを防いでくれます。それに、睡眠中は身体と脳を休ませる大切な時間。睡眠不足になると、注意力や思考力が低下するために仕事のパフォーマンスも下がります。また、免疫力も低下するので、風邪を引きやすくなります。寝る間を惜しんで遊ぶのは20代前半まで。大人の女性は、美と健康のために睡眠を充実させましょう。

睡眠の質を上げるには、自分が最適だと思う睡眠時間を確保する以外に、いくつかのコツがあります。

① **シャワーではなくお風呂に浸かる**：寝る30分〜1時間前に入浴すると効果的。40度以下の温度で入ると副交感神経が高まり、スムーズな入眠を促します

② 寝る前に食べない：夕食は寝る3〜4時間前には済ませましょう。寝る直前に食べると、成長ホルモンが分泌される貴重なノンレム睡眠を阻害します

③ ベッドでスマホやPCを見ない：画面から出るブルーライト（紫外線に近い、強い波長の光）が意識を覚醒させます。部屋を暗くすることも大切です

④ 休日もいつもと同じ時間に起きる：寝る時間よりも起きる時間のズレが、生活リズムの乱れを生みます。休日に朝寝坊しすぎないようにしましょう

⑤ 起きてすぐ朝日を浴びる：セロトニンが活性化し、活動のスイッチが入ります。アースポジションからエクスタシーの手で後屈するポーズをすると効果的です

　日中、しっかりと体力を使うことも大切。夜になっても元気が余っているときは、ねこYOGAのポーズをいつもよりちょっと長めにやってみましょう。

\　ワンランク上のオンナになる　/
猫さまの教え A to Z

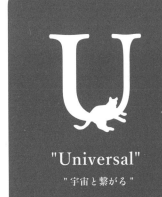

"Universal"
" 宇宙と繋がる "

これは何も怪しいことじゃないのよ。
私たちは宇宙の一部だって感じて欲しいの。
見栄を張ったり、卑屈になったり、
みんな「何か」になろうと必死だけど、
カッコ悪くて、ちっぽけで、不完全な、
そのままのあなたが宇宙の一部だってこと。
いい人じゃなくても、権力がなくても、
あなたの存在はとても自然なことで、
最初から許されているってこと。
背中にひだまりの温かさを感じてみて。
その先に大きな宇宙が広がっているわ。

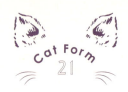

Cat Form 21

Let's try!

寝つきがよくなるプチ瞑想術

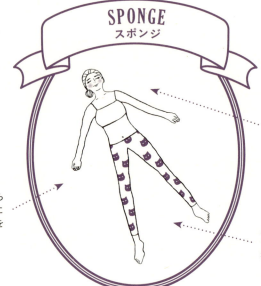

SPONGE スポンジ

目を閉じて背中側に意識を集中させる。腰のカーブはキープする

手は身体の中心から約30度の角度に開き、両手のひらを上に向ける

足は肩幅より広く開き、全身の力を抜いてリラックスする

心のモヤモヤを手放して1日を終わらせる

　寝つきが悪い人は、寝る前にベッドのなかで「寝たまま瞑想」をするのがオススメです。それにぴったりなのが「スポンジ」のポーズ。目を閉じて全身の力を抜いて、伸びやかになった「しなる弓形」に意識を向けましょう。自分自身をスキャンするように、腰のカーブ、背中の膨らみ、首のカーブを感じます。意識を外側から内側へと向けることで、深い集中が得られます。スティーブ・ジョブズも実践していた瞑想は、心のモヤモヤを払拭し、直観力やひらめき力をアップさせたり、パフォーマンスを高めたりする効果もあります。

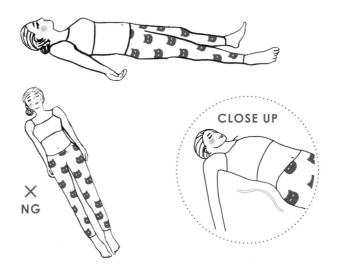

　横隔膜を開くため、腕を身体の中心から約30度の角度に開き、30〜40センチほど離します。足も肩幅より広く開きましょう。両手のひらは上を向き、全身の力を抜いてリラックス。目は閉じますが、意識は身体の背中側に集中し、しなる弓形を維持しましょう。腰のカーブは大切です。床にべったりとつかないようにしてください。周りの音は聞こえているのに違う世界の出来事のように感じるような、不思議な状態へと導きます。

他にもある！ベッドでのプチ瞑想の方法
HOW TO MEDITATION in bed

①身体の一部を意識する

まずは、右手を感じて、右手の力を抜く（抜くようにイメージする）。次に左手、そのあと右足、左足と続けていく。慣れたらお腹や心臓など、身体のいろいろな部分を意識してみる。5分くらい続けるが、そのまま寝てしまってもOK。

②羊を反対から数える

眠れないときは古典的に羊を数えてみるのもアリ。その際は、100からカウントダウンしていくのがオススメ。呼吸とともに1つずつ数を減らしていく。眠くなってきたら、そのまま寝てしまってOK。

HEALTHY FOOD

身体にいい食べ物

忙しいとテキトーなもので済ませたり、
食生活が雑になりがち。
食事はあなたの血となり肉となるもの。
この時間だけは手を止めて、
五感全開で食の悦びを享受して。

エネルギーが高い食べ物を吟味して食べる

ヨガでは、心と身体を整えるために「正しい姿勢」「正しい食事」「調和のとれた思考」の3つが必要と考えます。これまで姿勢と思考のレッスンを続けてきたので、食事について考えてみましょう。

ねこYOGAでは、ものごとをシンプルにそぎ落とし、ヒトが本来持っている機能を生かすことを重視します。そのため、以下のような食べ物を推奨しています。

① 近くで採れた物を食べる

慣れ親しんだ食物は、それを消化するための酵素を備えていることが多く、内臓に負担をかけずに食べられます。地元のものがベストですが、ない場合は近いエリアのものを食べましょう。海外産より国内産がベターです

② 加工されていないものを食べる

加工品には添加物が含まれている場合がほとんどです。自然界に存在しないもの

を摂取すると、ホルモンバランスや自律神経を乱す恐れがあります。生産地が分かる素材を購入して、できれば丸ごと使い、自分で料理して食べるのが一番です

③ **旬の物を食べる**

食べ物には陰性と陽性があります。夏に採れるものは身体を冷やし（陰性）、冬に採れるものは身体を温める（陽性）傾向があります。また旬の食べ物には栄養が凝縮しています。季節を意識して、食材を選びましょう

　身体は、わたしたちが食べたもので作られます。ファストフードなど楽な食事で済ませていると、味覚とともに感性も鈍感になっていきます。忙しいときこそ食事の時間はしっかりと。できるだけ自分で料理をするように心がけましょう。よく噛んで味わって楽しく食べることも大切です。

\ ワンランク上のオンナになる /
猫さまの教え A to Z

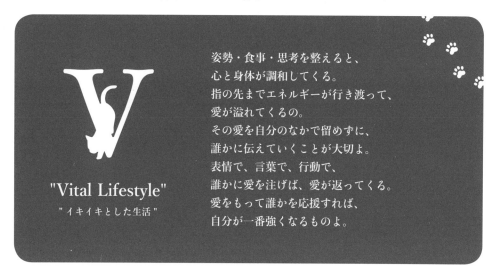

"Vital Lifestyle"
"イキイキとした生活"

姿勢・食事・思考を整えると、
心と身体が調和してくる。
指の先までエネルギーが行き渡って、
愛が溢れてくるの。
その愛を自分のなかで留めずに、
誰かに伝えていくことが大切よ。
表情で、言葉で、行動で、
誰かに愛を注げば、愛が返ってくる。
愛をもって誰かを応援すれば、
自分が一番強くなるものよ。

APPLE CIDER VINEGAR
アップルサイダービネガー

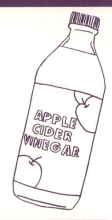

ねこYOGAの本場、アメリカで話題の健康ドリンクをご紹介しましょう。忙しい現代人の身体をリセットするのにぴったりで使い方もカンタン。いろんな効果や用途がある、新時代の万能薬です!

アメリカで大流行中の"アップルサイダービネガー"。日本でいうところの「リンゴ酢」ですが、砂糖や添加物が入っていないのがポイントです。特に、加熱処理やろ過・精製されていないものに特有の酵母が入っているタイプは効果が高く人気があります。高い抗菌性に加え、コレステロールを抑制したり、デトックス作用、身体を整える効果などいろいろな効果があります。味も普通のお酢ほどクセがなく、日本でもインターネットなどで購入することができますから、ぜひ試してみてください。

すごい効果!

ダイエット

急激な血糖値の上昇を防ぎ、脂肪の蓄積を抑えてくれる

美肌

化粧水として使うと、肌のPHバランスを整えて柔らかくする

胃腸を整える

抗菌性があり、胃腸のトラブルを抑えるとともに消化を助ける

免疫力アップ

アミノ酸が腸内環境を整え、免疫力がアップする

HOW TO DRINK

ダイエットには、食前にコップ1杯の水に小さじ1〜2杯のアップルサイダービネガーを入れて飲むのがオススメ。お湯や炭酸、お茶などで割ってもOK。酸っぱいものが苦手な人は、はちみつを入れるのもアリ。

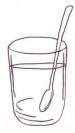

こんな使い方もできる！

化粧水

水とアップルサイダービネガーを1:1で混ぜ、洗顔後に化粧水の代わりに使用しましょう。肌のPHバランスを整えるとともに、柔らかくします。抗菌作用、ピーリング効果があるため、ニキビやニキビ跡にも効き、お肌がツルンと新しく生まれ変わります。使用後は、手持ちのクリームできちんと保湿しましょう。

頭皮ケア

脂性など頭皮の状態が気になる方は、アップルサイダービネガーを5〜10倍の水で薄め、リンス代わりに使用してみましょう。頭皮を清潔に保てます。また、アップルサイダービネガーと水を1:1で混ぜたものを頭にスプレーして15分置いて流すとフケの防止効果も。週に2〜3回程度の使用がオススメ。

消毒

アップルサイダービネガーと水を1:1で混ぜた液は、身体に優しい消毒液として使用することができます。水虫には15〜20分、患部を浸すと効果的ですし、うがいに使えば風邪予防にもなります。また、ペットのシャンプー後にこの液を揉みこむと、のみや毛じらみに効きます。

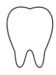

歯のホワイトニング

水で薄めてうがいをすると、アップルサイダービネガーに含まれるリンゴ酸が、歯にこびりついた着色を落とし、白くする効果があるといわれています。抗菌作用があるため、口臭予防も期待できます。シミにも効くという説もあるので、気になる方はぜひ試してみてください。

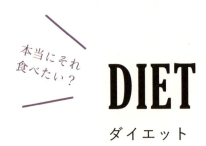

DIET
ダイエット

自分を甘やかしていませんか？
食べたいときに食べるのは人間だけ。
しかも、それはストレスによる過食かも!?
自分の内なる声に耳を傾けて、
食事をコントロールしましょう。

自然に還れば、自然とやせる

　ねこYOGAが目指すのは、野生の猫のようなしなやかな身体。必要十分な筋肉と脂肪があって、俊敏に動ける身体が理想です。これは本来、サバイバルをしていれば勝手に形づくられるもの。ですが、自然とかけ離れた生活を送っている現代人は、意識しなければ身体も心もどんどん肥えて鈍っていきます。

　自然であることは、食べたいときに食べることではありません。むしろ逆で、基本的に飢えていて、食べたいときに食べられないことが自然なのです。例えば、人間のルーツであるチンパンジーは、普段は木の実や果実などを食べていて、ときどき狩りに成功すると肉を食べます。これに習って、普段は簡素な食事をして、ときどき必要なエネルギーを補充するように肉を食べるのがいいでしょう。好き放題に食べるのは「わがまま」、身体と心が調和するように食べるのが「あるがまま」。わがままな食べ方は肥満を生み、知らぬうちに心と身体を痛めつけています。何かを食べる前には「本当にこれが食べたい？」と自問自答し、「わがまま」では

なく「あるがまま」の食事をしましょう。ストレスで増大する食欲に踊らされないことが大切です。

現代人はライフスタイルが多様ですから、1日3食にこだわって無理に食べる必要はありません。お腹が空いたら少し食べる、空かなければ食べないというスタンスで1回の量を少なく、回数を多く食べると食べ過ぎを防いでくれます。

ダイエットのもう1つのポイントは運動です。現代人は圧倒的に運動量が足りないのですが、無理に運動しようとすると続きません。階段を使ったり1駅分歩いたり、まずは無理しないでできる小さな運動を習慣にしましょう。たったこれだけでも、1ヶ月続けば確実に変化が表れます。

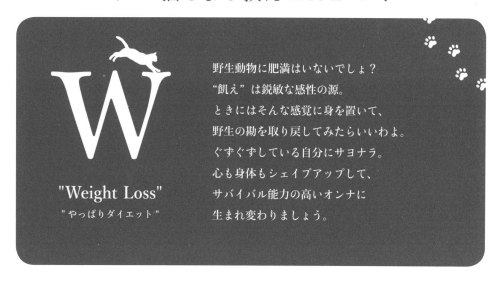

ワンランク上のオンナになる
猫さまの教え A to Z

W
"Weight Loss"
"やっぱりダイエット"

野生動物に肥満はいないでしょ？
"飢え" は鋭敏な感性の源。
ときにはそんな感覚に身を置いて、
野生の勘を取り戻してみたらいいわよ。
ぐずぐずしている自分にサヨナラ。
心も身体もシェイプアップして、
サバイバル能力の高いオンナに
生まれ変わりましょう。

2週間でひと回りスッキリ！

ねこYOGAダイエット

現代人にとってのダイエットとは、心と身体を調和させるライフワークのようなもの。食事とエクササイズの効果を自分の身体で試す感覚で楽しみながらやってみましょう。「何キロやせたい」と数字にとらわれすぎないように！

ねこYOGAダイエットの掟

- 🐾 身体を絞りたいときに2週間だけ行う
- 🐾 期間中は「食べてはいけない食品」は食べない
- 🐾 ねこYOGAウォーキング（P19参照）で1日最低30分歩く
- 🐾 一日一度、下記の「ねこYOGAシークエンス」を実行する
- 🐾 週に1度、何でも食べられる日を作る（お酒もOK）

1日10回×3セット！
ねこYOGAシークエンス

HICCUP ヒカップ（しゃっくり）

1.

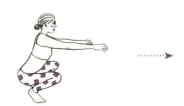

1. 両ひざを開いてつま先立ちになり蹲居（そんきょ）の姿勢。前のめりにならないように後頭部を後ろに倒してしなる弓形をキープ

4.

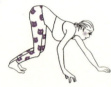

4. しなる弓形を保ったまま、足は動かさずに手だけを前に歩かせる

5.

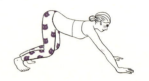

5. クラウチングキャットのポーズまで手を歩かせたら、今度は手だけを後ろに歩かせて足元へバック

ストイックなダイエットは続かない

ダイエットにはメリハリが大事です。普段はセーブしますが、ときにはご馳走を食べて心と身体を満たしてあげましょう。ストレスが溜まるとドカ食いに繋がりますからやり過ぎません。

「ちょっと太ったかな」と思ったら、ねこYOGAダイエットで絞ればいいだけ。2週間限定なのでいい緩急になります。食事と運動で変化する自分の身体に敏感になって、意識を高めましょう。

ねこYOGAダイエット中
食べてはいけないFOOD LIST

加工食品
揚げ物
アルコール
パン、うどん、パスタなど小麦製品
牛肉
豚肉
イモ類
大豆、納豆
牛乳、豆乳
チーズ
ヨーグルト
フルーツ
砂糖

2.
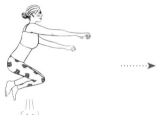
2. 下を見ずにまっすぐ前を見て、しなる弓形を維持したままジャンプ！

3.

3. できるだけ音を立てないようにつま先から着地。上体を倒して、床に手をつく

6.
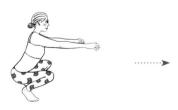
6. 手が足の近くまで戻ったら上体を起こしてスクワットのポーズに戻る

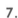

7.
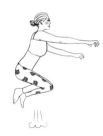
7. まっすぐ前を見て、しなる弓形を維持したままジャンプ！1へ戻る

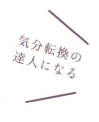

RELAX & REFRESH

リラックス＆リフレッシュ

仕事ができる美人な女性は、
たいてい、休むのが上手。
いろいろ考え過ぎずにしっかり休み、
エナジーチャージしたらしっかり働く。
シンプルに自分をコントロールします。

「しなる弓形」が心と身体をゼロに戻してくれる

　リラックスとリフレッシュは似て非なるもの。リラックスは緊張を解き解して肩の力を抜くこと。リフレッシュはエネルギーをチャージし、新しい気分になることです。この2つは連動して働き、自律神経を整えます。

　キーになるのは、負荷のない「ゼロ状態」。ねこYOGAでは「しなる弓形」です。ストレスで筋肉がこわばったら、「しなる弓形」でリラックス。その状態でエネルギーを身体に充満させてリフレッシュすれば、仕事もはかどります。ただし、現代人は座る時間が長く、リラックスしすぎている可能性も。その場合は、運動したり勉強したり、心と身体に負荷（ストレス）をかけると、その反動として深いリラックスを感じることができます。リフレッシュとリラックス、ストレスとゼロ状態を意識的に行き来する、バネのあるライフスタイルを心がけましょう。

疲れが溜まったら、お風呂を有効活用します。忙しい現代人にとって、一人になれるお風呂は貴重な瞑想タイム。瞑想は深いリラックス状態に導いてくれますから、忙しいときほど湯船に浸かりましょう。下記の入浴法はリラックスしたいときにオススメです。

リラックスする"ねこYOGA入浴法"

① 脱衣所でアースポーズ（P.15）をつくり、手は「エクスタシー」にしてストレッチ。3回呼吸する

② 身を清めて、お風呂に入る

③ 湯船に約20分浸かる。長い人は10分×2セットでもOK。湯船では、身体を胎児のように丸めて自分自身を抱きしめ、ただボーッとする。何かが頭に浮かんで来たら、考えを深めずにゆっくりと呼吸の数を数える

④ 湯船から出て身を清め、もう一度最初のエクスタシーのポーズでストレッチする

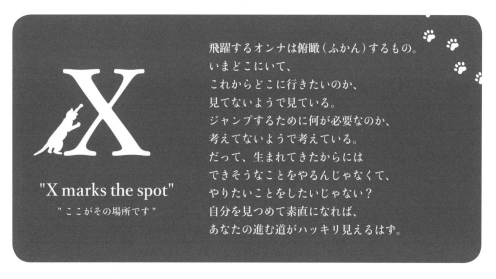

ワンランク上のオンナになる
猫さまの教え A to Z

"X marks the spot"
"ここがその場所です"

飛躍するオンナは俯瞰（ふかん）するもの。
いまどこにいて、
これからどこに行きたいのか、
見てないようで見ている。
ジャンプするために何が必要なのか、
考えてないようで考えている。
だって、生まれてきたからには
できそうなことをやるんじゃなくて、
やりたいことをしたいじゃない？
自分を見つめて素直になれば、
あなたの進む道がハッキリ見えるはず。

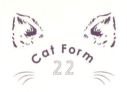

Cat Form 22

Let's try!

足裏をもみもみしてリラックス

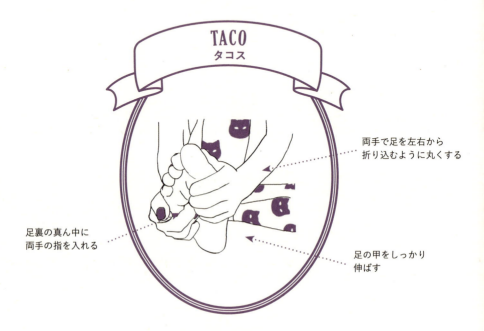

TACO
タコス

両手で足を左右から
折り込むように丸くする

足裏の真ん中に
両手の指を入れる

足の甲をしっかり
伸ばす

リラックスする足裏マッサージ

　ストレスがあると身体がこわばります。恐怖を感じると、手や足の指が「ハッ！」と反り返りますが、それも1つの例。末端には反応が強く現れるのです。逆に、硬くなった末端の筋肉をほぐしてあげると、心と身体の緊張を取り除くことができます。入浴中や気になったときに、手足を揉んでリラックスしましょう。ねこYOGAのマッサージ法「タコス」は、足裏の真ん中の点であるXポイントに指を入れ、足を左右から折り込むように丸めます。硬くなりがちな足の甲が伸びると、緊張がほぐれて足腰とおしりが強くなります。また、バランス感覚もよくなります。

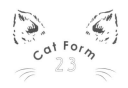

Cat Form 23

Let's try!

足の甲をストレッチ

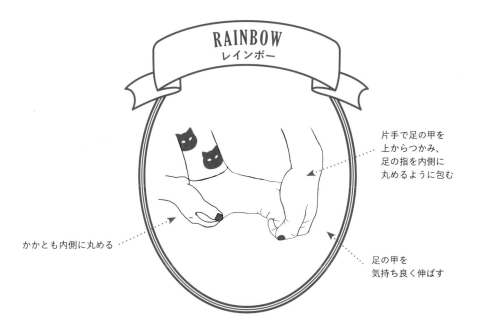

RAINBOW
レインボー

片手で足の甲を
上からつかみ、
足の指を内側に
丸めるように包む

かかとも内側に丸める

足の甲を
気持ち良く伸ばす

肩こり腰痛を引き起こす「浮き指」対策にも効果的

ストレスの多い現代女性は、歩いているときや立っているときに足の指が地面につかない「浮き指」になっているケースが多く見受けられます。この浮足は姿勢と密接な関係性があり、腰痛や肩こり、ひいては自律神経の乱れにまで影響を与えます。心当たりのある人は「レインボー」、硬くなった足の表面を虹のように湾曲させましょう。やり方はカンタン。手で足の指先とかかとを内側に丸めるように包み込みます。指の前側を気持ち良く伸ばしていきましょう。片足3分ずつ。タコスもそうですが入浴中のマッサージにも最適です。

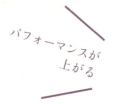

ON and OFF

オンとオフを分けない

仕事とプライベートを
きっちり分けた方がいいという考えは
もう古いかもしれません。
仕事しながら遊び、遊びながら仕事する。
そんなスタイルが注目されています。

ねこYOGAの新しい「陰と陽」の捉え方

ねこYOGAが一般的なヨガと全く異なるのが「陰と陽」の考え方です。従来のヨガでは、腰に負担をかける後屈（陽）の後に、腰の違和感をなくすために軽い前屈（陰）を入れてバランスを取っていました。「＋1－1＝0」という考え方です。ですが、ねこYOGAは違います。身体の前面を「陰」、背面を「陽」と考えて、どのポーズでも両面を活性化させます。「陰と陽」は別々のものではなく同居するもの。すべてのポーズがそれ自体で完結していて、バランスが取れているので、他のポーズで帳尻を合わせる必要がありません。もちろん腰に負担をかけることもなくなりました。

従来のヨガはもともと精神の修行のために生まれているので、難しいポーズで身体に負担をかけることもあります。特にヨガを追求することで腰を痛める人が多くいました。その点、ねこYOGAは解剖学に基づき、現代女性の「美と健康」のために作られているので安心です。一般的なヨガより身体の背面にアプローチ

する手法も、イス生活で背面が退化した現代人にぴったりです。

　「陰と陽」は「オンとオフ」と言い換えることもできます。「オンとオフ」は、一般的には働く時間と遊ぶ時間を切り替えることを意味しますが、ねこYOGAでは働きながら遊び、遊びながら働くことをオススメします。働いているときも遊び心を残しておきますし、遊んでいるときも仕事の視点を持ち続けておきましょう。こうすることで、見逃すものが少なくなりますし、偏りのない実用的で柔軟なアイデアを生みます。このようなオンとオフを分けない考え方は、一流のアーティストや事業家、スポーツ選手がしばしば取り入れている手法。パフォーマンスを引き出してくれます。

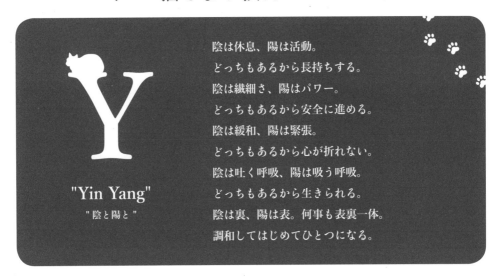

ワンランク上のオンナになる
猫さまの教えA to Z

"Yin Yang"
"陰と陽と"

陰は休息、陽は活動。
どっちもあるから長持ちする。
陰は繊細さ、陽はパワー。
どっちもあるから安全に進める。
陰は緩和、陽は緊張。
どっちもあるから心が折れない。
陰は吐く呼吸、陽は吸う呼吸。
どっちもあるから生きられる。
陰は裏、陽は表。何事も表裏一体。
調和してはじめてひとつになる。

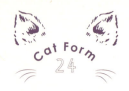

Cat Form 24

Let's try!

「陰と陽」を調和させる

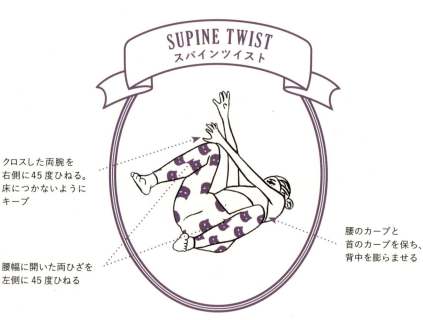

SUPINE TWIST
スパインツイスト

クロスした両腕を右側に45度ひねる。床につかないようにキープ

腰幅に開いた両ひざを左側に45度ひねる

腰のカーブと首のカーブを保ち、背中を膨らませる

「しなる弓形」は新時代のヨガのポーズ

　ねこYOGAは身体の前面を「陰」、身体の背面を「陽」と考えます。「陰」である前側は、繊細にものごとを感じる部分。例えば、胸を開くと心が開き、喉が開くと感情が開きます。逆に悲しみや恐れを感じると身体の前側が縮みます。

　片や「陽」である身体の背面を開くとパワーが生まれます。肩甲骨は寄せずに開くことで力を発揮しますし、腰のカーブを意識するとおしりの筋肉が活性化します。つまり前側と後ろ側を同時に解放する「しなる弓形」の姿勢は陰と陽が調和した新しいヨガのポーズ。繊細に力強く生きられるようになります。

1.

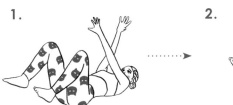

2.

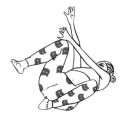

1. 仰向けになり足とひざを腰幅に開いて、足を床から10cmほど浮かせる。肩甲骨を寄せずに胸を全ての方向に膨らませる。腕をクロスさせて天井へ伸ばし、手のひらはドームハンドに

2. 両足を左に45度倒し、両手は右に45度倒す。床に倒れこまないように体幹を使って状態をキープする

3.

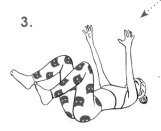

4.

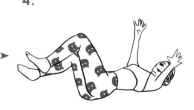

3. ひねった身体を戻して両手と両ひざを天井に向け、腕のクロスを解く

4. 今度は両腕と両足を逆側にそれぞれ45度倒す。体幹を使って状態をキープ

NEKO YOGA MEMO

🐾 心と身体のバランスが整う

🐾 動きに繊細さと力強さが生まれる

🐾 ウエストのシェイプアップ効果

脱！真面目人間

PLAYFUL MIND

遊び心を忘れない

真面目すぎると、何かあったときに
心が折れてしまいます。
壁を乗り越えるには、
遊び心が必要不可欠！
深刻にならずにチャレンジあるのみです。

心が折れそうなとき「遊び心」が救ってくれる

　わたしたちは「良い行いをすれば報われる」「真面目に働けばいいことがある」と教えられてきました。でも、果たしてそうでしょうか？　志半ばで病気になってしまったり、身を粉にして働いていたのに会社が倒産したり、突然の自然災害に大切なものを奪われたり…。現実は理不尽な出来事の連続です。多くの人が報われない現実に苦しんでいます。

　ねこYOGAでは「この世は神さまの遊び」と捉えます。いいことと悪いことは、神さまの気まぐれで脈絡なく訪れます。ショックなことが起きれば落ち込むのは当たり前ですが、"神さまの遊び"捉えることで、「なぜ私が？」という思いは和らぐはずです。理由はないのです。

　日本は定刻通りに電車が来ますが、平気で半日遅れる国もあります。わたしたちは病気になれば医者に行きますが、呪術師に診てもらう人たちもいます。野生動物は弱肉強食の掟のなかでサバイバルしていますし、地殻変動のリズムに合わ

せて地震が起きます。世界はわたしたちを中心としているのではなく、あるがままの姿でただ存在しているのです。

　辛いことが起きたときは、その理由を考えるよりも、乗り越えるためどうするかに意識を向けましょう。そんなとき「どうせ無理」と決めつけるのではなく、「試しにやってみるか」という遊び心があなたを救ってくれます。

　わたしたちは主観的に生きる人間ですが、宇宙の片隅で生きるちっぽけな生命体でもあります。小さなことにこだわり過ぎるのはもったいないこと。やりたいことにチャレンジし、たくさん恋をして、いま生きていることを謳歌しましょう。「この世は遊び」というおおらかな心が生命を輝かせます。

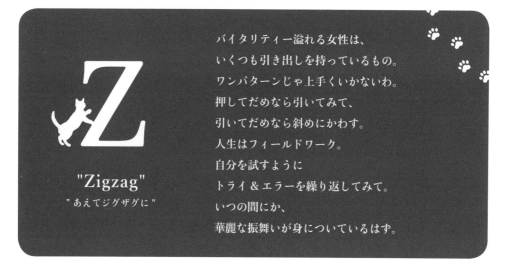

ワンランク上のオンナになる
猫さまの教え A to Z

"Zigzag"
"あえてジグザグに"

バイタリティー溢れる女性は、
いくつも引き出しを持っているもの。
ワンパターンじゃ上手くいかないわ。
押してだめなら引いてみて、
引いてだめなら斜めにかわす。
人生はフィールドワーク。
自分を試すように
トライ&エラーを繰り返してみて。
いつの間にか、
華麗な振舞いが身についているはず。

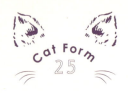

Cat Form 25

Let's try !

サバイバル能力を高める不規則なステップ

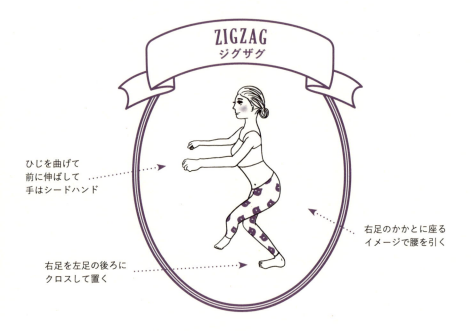

ZIGZAG
ジグザグ

- ひじを曲げて前に伸ばして手はシードハンド
- 右足のかかとに座るイメージで腰を引く
- 右足を左足の後ろにクロスして置く

決められた道をあえて踏み外す

いいことも悪いことも「神さまの遊び」のように気まぐれに起きます。わたしたちはそれを知りながら、手をこまねいて待っていることしかできないのでしょうか？ いいえ、そうではありません。何かが起きたとき、俊敏に動けるように準備しておくことができます。「ジグザグ」はまさにそんな動き。不規則なステップを通して予想外のことに対応する能力を高めます。まっすぐに歩くことしか知らなければ、人生の荒波にのまれてしまうこともあります。真面目な人はときに気ままに、決められた道をあえて踏み外すようにしてみましょう。

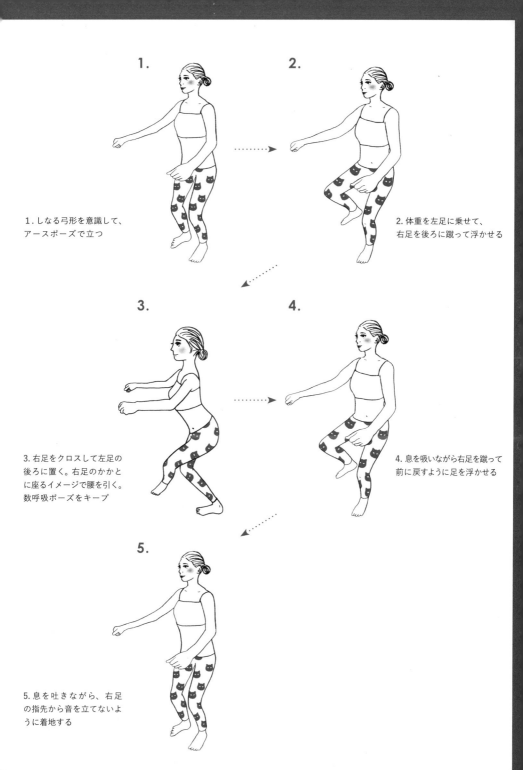

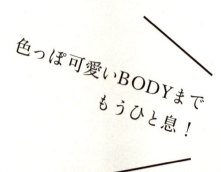

色っぽ可愛いBODYまで
もうひと息！

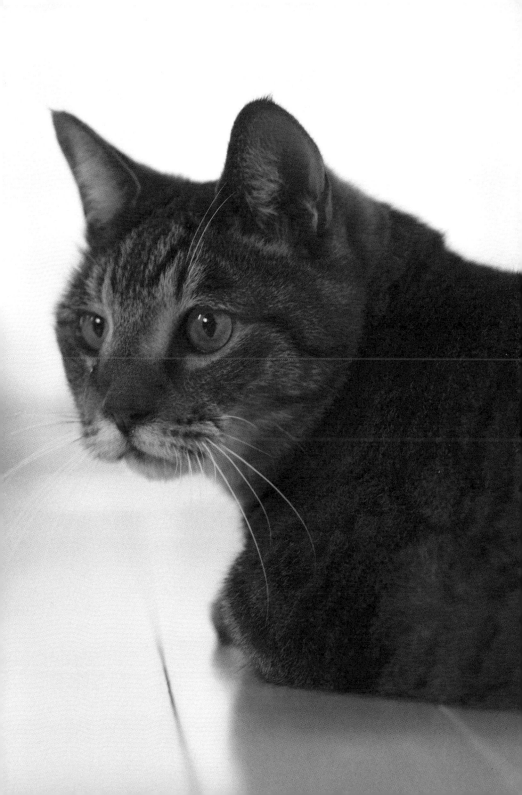

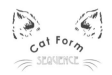

ポーズを繋げれば40分のレッスンに！
ねこYOGAシークエンス

本書で紹介したねこヨガのポーズは単体で効果を発揮しますが、繋げると約40分のシークエンスになって全身をしっかりエクササイズできます。定期的に続けていけば、ジムに通わなくてもねこYOGAマスターになれますよ。シークエンスをやるときは、「しなる弓形」をしっかりと意識します。また、口を軽く開けて呼吸と連動させながら動きましょう。左右のポーズがある場合は、それぞれやることを忘れずに。それでは、Let's try！

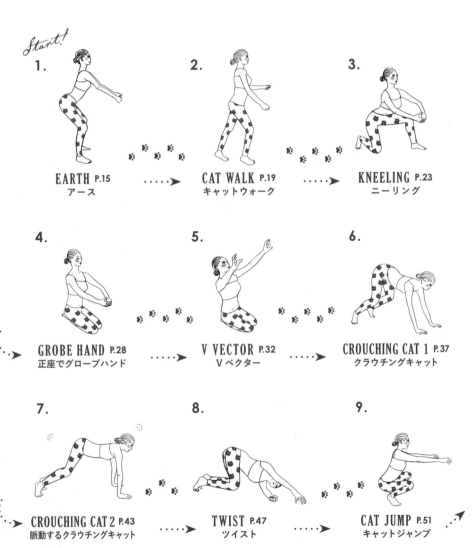

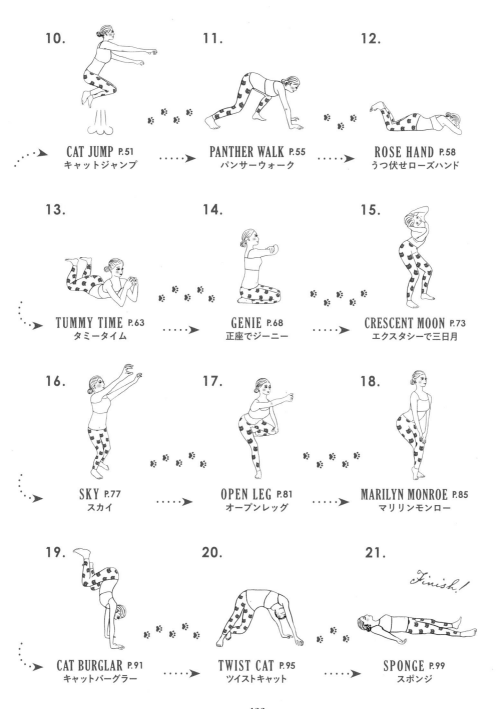

恋と仕事でもっと輝く！
ねこYOGA AtoZ 🐾

ねこヨガの考え方を凝縮した「猫さまの教え」を一覧で紹介しましょう。元気を出したいとき、恋をしたとき、寝る前のひととき…。いつでもこのページを開いて、お気に入りの言葉を見つけてみて。心のなかで唱えれば、パワーが湧いてきます。

Accountability
自分の人生、自分の責任

Beginner's Mind
いつもまっさらな気持ちで

Compassion
誰にでも思いやりを

Dynamic Balance
バランスは動くことによって保たれる

Empathy
共に思うということ

Forgiveness
受け入れて、許すことから

Graceful
優雅で華麗

Harmonious Mind
ハートに調和を

Interconnected
お互いに繋がった

Jump
飛んで飛んで、また飛んで

Kata
カタのある生活

Love
愛こそすべてなの

Mindfulness
気がつく意識の連続

Nimbleness
素早く、機敏に

Optimism
いつでも楽観的

Positive Attitude
前向きな態度

Quality
質を高める

Radiant Heart
輝くハート

Studentship
常に謙虚

Tensegrity
引っ張る力と圧縮する力

Universal
宇宙と繋がる

Vital Lifestyle
イキイキとした生活

Weight Loss
やっぱりダイエット

X marks the spot
ここがその場所です

Yin Yang
陰と陽と

Zigzag
あえてジグザグに

おわりに

ハーバード大学医学部博士のジョン J・レイティの著書『GO WILD』によると「進化のルールに照らせば、現代人のライフスタイルは、人間としての健康や幸福には繋がらない。文明が進み、パソコンの OS がどんなにアップデートされようとも、あなたの身体は 20 万年前から変わらず＜人類 1.0 ＞のままだ。私たちは、野性的に暮らすように進化によって設計されている」と書かれています。私たちはそもそも狩りをする動物で、遺伝子はその形を留めたまま、今に及んでいるのです。つまり私たちが野性を取り戻せば、身体や心の不調の多くも改善する可能性が高いのです。

私は長年ヨガを行い、講師としても活動していますがヨガの世界でも同じことが言われています。本来人間は、善であり、幸せであり、悟っているため、人間本来の姿に戻れば健康で幸せになるのです。レイティ氏によれば人間の本来の姿は狩りをしている動物です。ライオン、熊、トラ、豹…。狩りをする動物はたくさんいますが本書では身近な存在である猫に焦点を当てました。

私の行っている米国生まれのシュリダイヴァ・ヨガというヨガは世界で唯一、猫の動きを活かしたヨガです。今までの一般的なヨガは下向きの犬のポーズに代表されるように大地に根付くことを重視した、比較的に真面目で重たく、保守的なものでした。一方、シュリダイヴァ・ヨガは猫のようにマインドフルに繊細に、ポジティブで前向き、遊び心があり、心も身体も軽くなるヨガです。ねこ YOGA と言われるのはその所以です。マインドフルに真面目に狩りをする強い一面とは裏腹に可愛らしく、しかしどこか気まぐれな猫。猫には人間を惹きつける何かがあります。もしかしたら猫と人間はお互いに近い関係、意識し合う仲の良い間柄にあるのではないでしょうか。

狩りの達人、猫に憧れの気持ちを抱くのは今に始まったことではありません。猫の美しさや華麗さ、しなやかさは全て、狩りの技を高めるために自然に身についたものです。私たちも猫を見習ってその身のこなし方や考え方を身につけることで人間本来の健康と美しさを取り戻せるのではないかと思います。

本書にしばしば登場する「美しさや大人の色気」とは、人間が生物学的に理

想的な姿になった時に生まれるものです。

　人間が本来もっているカタを「無心」になって踏襲し、回復することが人間本来の魅力、色気を高めます。人間に近い存在でありながらもいまだにそのハンターのスタイルを保持している猫に学び、無邪気で気まぐれな女性の色気を取り戻すきっかけになれば幸甚です。

　本書は猫の魅力的な特徴とヨガのポーズを組み合わせながら現代に生きる女性に美しくなるためのヒントを伝えるものです。日常生活に少しでもねこYOGAの智慧を取り入れていただければ嬉しく思います。

　また、この本の特徴として、シュリダイヴァ・ヨガで重んじる哲学キーワード26を"ねこYOGA AtoZ"として、ABC順に並べてあります。気になるワードを選んで、それを日々意識して生活するだけで、ヨガのアーサナ（身体を使うポーズ）を行わなくてもしなやか美人になれます。さらに、哲学のテーマに合わせて毎日1ポーズだけを行っても完結しますが、シークエンスでやることでヨガ教室の４０分クラスと同じ内容になります。

　毎日しなる弓形姿勢を意識して続けていれば、色気の"勘"が自然と身につきます。そうなればあなたはいつでもしなやか美人として人生を謳歌することができます。頑張って繰り返し練習をして下さい。毎日意識して続けることが皆さんの運命を変えてくれることと願っております。

中野 憲太

中野 憲太
Kenta Nakano

1962年新潟県生まれ。株式会社リブウェル新潟松崎代表取締役社長。慶応義塾大学文学部 人間関係学科でコミュニティ心理学を学ぶ。株式会社電通で広告マンとして活躍後渡米。アメリカでレストラン事業を手がける。帰国後ヨガを極め、ホットヨガスタジオ「HOT40YOGA」を全国で展開する。全米ヨガアライアンスERYT200認定ヨガ講師として、日本全国でシュリダイヴァ・ヨガの普及活動を行い、2016年9月シュリダイヴァ・ヨガ専門のスタジオ「Studio BOWSPRING」を東京都中央区にオープンさせた。

株式会社リブウェル新潟松崎　http://livewellworld.com

編集	高橋 美由紀
アートディレクション	外立 正（浅見デザイン事務所）
デザイン	吉田 素子（浅見デザイン事務所）
写真	制野 善彦
モデル（猫）	あけみ、すみれ、こぬき、りょう

ねこYOGAのススメ♥
ネコヨガノススメ

2017年3月19日 初版第一刷発行

著者	中野 憲太
発行人	打矢 麻理子
発行所	株式会社 創藝社

〒162-0825 東京都新宿区神楽坂6-46 ローベル神楽坂10階
TEL 03-5227-6213
http://sougeisha.com/

印刷・製本所　中央精版印刷株式会社

落丁・乱丁の場合は創藝社宛にお送りください。送料負担でお届けいたします。ただし、古書店で購入したものに関してはお取替え出来ません。本書のコピー、スキャン、デジタル化等の無断複製・転載は著作権法上での例外を除き禁じられています。本書を代行業者等の第三者に依頼してスキャンやデジタル化することは、個人や家庭内での利用でも著作権法違反となります。

©Kenta Nakano 2017 Printed in Japan
ISBN978-4-88144-225-8